做自己的中医

特效穴位按摩大全

冯华 ◎ 主编

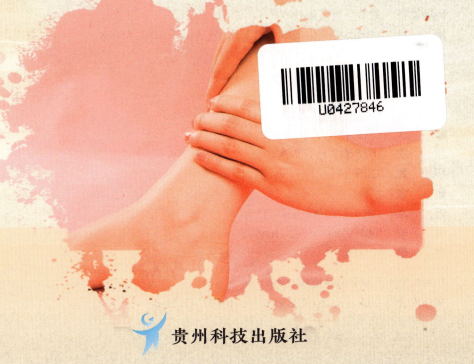

贵州科技出版社

图书在版编目（CIP）数据

特效穴位按摩大全 / 冯华主编. -- 贵阳：贵州科技出版社，2022.7
（"做自己的中医"系列丛书）
ISBN 978-7-5532-1055-1

Ⅰ.①特… Ⅱ.①冯… Ⅲ.①穴位按压疗法 Ⅳ.①R245.9

中国版本图书馆CIP数据核字（2022）第070549号

做自己的中医　特效穴位按摩大全
ZUO ZIJI DE ZHONGYI　TEXIAO XUEWEI ANMO DAQUAN

出版发行	贵州科技出版社
地　　址	贵阳市中天会展城会展东路A座（邮政编码：550081）
网　　址	http://www.gzstph.com
出 版 人	朱文迅
经　　销	全国各地新华书店
印　　刷	水印书香（唐山）印刷有限公司
版　　次	2022年7月第1版
印　　次	2022年7月第1次
字　　数	320千字
印　　张	14
开　　本	710 mm×1000 mm　1/16
书　　号	ISBN 978-7-5532-1055-1
定　　价	77.00元

天猫旗舰店：http://gzkjcbs.tmall.com
京东专营店：http://mall.jd.com/index-10293347.html

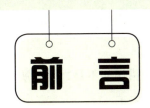

按摩是中医疗法的精华，在我国具有悠久的历史。我国现存最早的医学专著《黄帝内经》中就有按摩疗法的论述，且在这一时期，我国第一部按摩专著《黄帝岐伯按摩十卷》也问世了。战国时期的名医扁鹊就曾运用推拿按摩的手法治疗暴疾，并取得成功。而在《金匮要略》《备急千金要方》等中医典籍中，也都有关于按摩的记载。可见，按摩这种保健养生、治疗疾病的方法在我国由来已久。

按摩不需要特殊医疗设备，也不受时间、地点及气候条件的限制，随时随地都可实行；且平稳可靠，易学易用，无任何副作用。对正常人来说，按摩能增强人体的自然抗病能力，取得保健效果；对病人来说，按摩既可使局部症状消退，又可加速恢复患部的功能，从而收到良好的治疗效果。

本书以效验穴位和疾病为纲，精选了人体常见的不适症状和疾病，介绍了按摩治疗的方法。文字浅显易懂，腧穴定位图、真人操作示范图清晰明了，让没有中医基础的读者一看就懂、一学就会。

本书实用性、可操作性强,是现代家庭养生保健、防病治病的必备工具书。

由于作者水平有限,错误和不足之处在所难免,凡有不准确、不全面之处,敬请专家学者指正。

编 者
2022 年 4 月

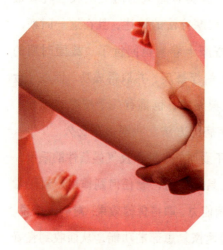
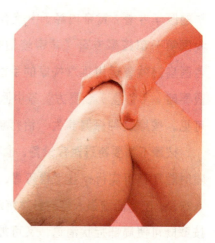

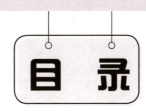

目 录

第一章 强身健体效验穴，捏捏按按保健康

强身健体效验穴……………………………………… 2
这样按摩，强壮身体不生病………………………… 6
  免疫力下降……………………………………… 6
  补肾强身………………………………………… 8
  早衰……………………………………………… 9
  体虚……………………………………………… 11
  手脚冰凉………………………………………… 13

第二章 善用效验穴，五官疾病全消灭

保养五官的效验穴…………………………………… 16
按摩理疗五官科疾病………………………………… 20
  迎风流泪………………………………………… 20
  视疲劳…………………………………………… 22
  近视……………………………………………… 24
  夜盲……………………………………………… 26
  慢性鼻炎………………………………………… 28
  耳鸣……………………………………………… 30

咽痛	32
口疮	34
牙痛	36

第三章　善用效验穴，调理肺系常见病

养肺护肺常用效验穴 ········· 38

按摩理疗肺系常见病 ········· 42

感冒	42
咳嗽	44
哮喘	47
肺结核	49
肺心病	51

第四章　善用效验穴，轻松搞定各种肠胃病

肠胃病常用效验穴 ········· 54

按摩理疗肠胃病 ········· 60

食欲缺乏	60
呕吐	62
胃痛	64
消化不良	66
慢性结肠炎	68
消化性溃疡	70

胃下垂 …………………………………… 72

慢性胃炎 ………………………………… 74

慢性腹泻 ………………………………… 76

便秘 ……………………………………… 79

痔疮 ……………………………………… 81

第五章　善用效验穴，让肝胆病无处遁形

养肝护胆常用效验穴 …………………………… 84

按摩理疗肝胆疾病 ……………………………… 88

慢性肝炎 ………………………………… 88

酒精性肝炎 ……………………………… 90

脂肪肝 …………………………………… 92

慢性胆囊炎 ……………………………… 94

第六章　善用效验穴，全面调理心脑血管病

保护心脑血管效验穴 …………………………… 98

按摩理疗心脑血管病 …………………………… 104

健脑养神 ………………………………… 104

养心安神 ………………………………… 107

心慌气短 ………………………………… 108

眩晕 ……………………………………… 110

神经衰弱 ………………………………… 112

精神疲劳 ································ 114

　　紧张性头痛 ····························· 116

　　偏头痛 ································ 117

　　失眠 ·································· 119

　　健忘 ·································· 121

　　贫血 ·································· 123

　　高血压 ································ 125

　　心律失常 ······························ 127

　　高脂血症 ······························ 129

　　动脉粥样硬化 ·························· 131

　　冠心病 ································ 133

第七章　善用效验穴，挥别妇科疾病

妇科疾病效验穴 ························· 136

按摩理疗妇科病 ························· 139

　　月经不调 ······························ 139

　　经间期出血 ····························· 141

　　痛经 ·································· 143

　　闭经 ·································· 145

　　带下病 ································ 147

　　不孕症 ································ 149

　　产后缺乳 ······························ 151

围绝经期综合征 …………………………… 153

　　乳房疼痛 ………………………………… 155

　　乳腺增生 ………………………………… 157

　　乳腺炎 …………………………………… 159

第八章　善用效验穴，告别男科疾病

男科疾病效验穴 ……………………………… 162

按摩理疗男科疾病 …………………………… 166

　　益肾固本法 ……………………………… 166

　　阳痿 ……………………………………… 168

　　早泄 ……………………………………… 170

　　遗精 ……………………………………… 172

　　前列腺炎 ………………………………… 175

　　前列腺增生 ……………………………… 177

　　性欲减退 ………………………………… 179

　　不育症 …………………………………… 181

第九章　美容瘦身效验穴，养颜美体见效快

美容养颜效验穴 ……………………………… 184

按摩养颜美体 ………………………………… 185

　　颜面美容 ………………………………… 185

　　眼袋 ……………………………………… 187

额头纹、鱼尾纹 ………………………………………… 189

痤疮 ……………………………………………………… 191

雀斑 ……………………………………………………… 194

银屑病 …………………………………………………… 195

黄褐斑 …………………………………………………… 196

肥胖 ……………………………………………………… 199

第十章 善用效验穴，颈肩腰腿疼痛去无踪

保养颈肩腰腿的效验穴 …………………………………… 202

按摩理疗颈肩腰腿疼 ……………………………………… 204

  肩颈疼痛 …………………………………………… 204

  颈椎病 ……………………………………………… 206

  肩关节周围炎 ……………………………………… 207

  腰肌劳损 …………………………………………… 209

  膝关节炎 …………………………………………… 211

  足跟痛 ……………………………………………… 213

第一章

强身健体效验穴，捏捏按按保健康

强身健体 效验穴

足三里
强身健体长寿穴

足三里别名鬼邪、下三里、下陵、三里，属足阳明胃经，为足阳明胃经五腧穴的合穴，五行属土。具有调理脾胃、补中益气、通经活络、疏风化湿、扶正培元的作用。主脾胃、肠及下肢病症，以治疗胃肠病症、体质虚弱性病症及下肢病症为主。

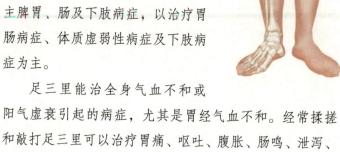
足三里

足三里能治全身气血不和或阳气虚衰引起的病症，尤其是胃经气血不和。经常揉搓和敲打足三里可以治疗胃痛、呕吐、腹胀、肠鸣、泄泻、便秘等胃肠道消化不良的病症，提高人体的免疫力。

> 对于现代人来说，繁忙的工作让我们的身体疲惫不堪，如果每日能在临睡前按揉和敲打足三里，让它产生酸胀、发热的感觉，过一段时间后，整个人都会精神焕发，精力充沛。

【定位】犊鼻下3寸，胫骨前嵴外1横指处，犊鼻与解溪连线上。

涌泉
身体的第二大长寿穴

涌泉别名地冲，属足少阴肾经，为足少阴肾经的井穴，五行属木。具有开窍醒神、清利头目的作用。主神志病症，以治疗急症为主。

患者采用正坐或仰卧、跷足的姿势，然后用双手拇指从足跟向足尖方向反复推搓涌泉，或用双手掌自然轻缓地拍打涌泉，以足底部有灼热感为宜。每天坚持按摩2次，

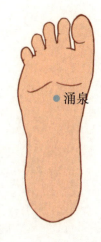
涌泉

【定位】足底前部凹陷处，第2、3趾趾缝纹头端与足跟连线的前1/3处。

每次10分钟。井穴，即源头。按摩涌泉的目的就是引血归源，如果肾气不足，气就不往下走，不能归源，而往上走就会产生呃逆、寒性呕吐；肾气不足还会引起耳聋、耳鸣、高血压、阿尔茨海默病等。因此，每天搓脚心，按涌泉就会起到引血归源、改善肾气不足的作用。

命门

强肾固本延缓衰老穴

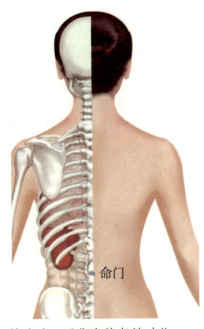
命门

命门别名累属、精官，属督脉。具有培元补肾、强健腰脊的作用。主下焦病症，以治疗肾阳不足为主。

本穴可以治疗腰部虚冷疼痛、遗尿、腹泻、男性遗精，以及女性虚寒性月经不调、习惯性流产等。另外，按摩命门也有催情的作用，能改善性冷淡，平衡和恢复性功能。

【定位】
后正中线上，第2腰椎棘突下凹陷中。

第一种按摩方法 用掌擦命门及两肾，以感觉发热发烫为度，然后将双手掌搓热捂住两肾，将意念集中到命门约10分钟即可。

第二种按摩方法 采阳消阴法。方法是背部对着太阳，想象太阳的光（热能）源源不断地进入命门，时间约15分钟。持之以恒可达到强肾补阳之功效。

神阙

调气血和阴阳

【定位】
腹中部，脐中央。

神阙别名脐中、气舍，属任脉，当元神之门户，故有回阳救逆、开窍苏厥之功效。加之位于腹之中部，下焦之枢纽，又邻近胃与大小肠，所以该穴还能健脾胃、理肠止泻。经常按摩神阙，可使人体真气充盈、精神饱满、体力充沛、腰肌强壮、面色红润、耳聪目明、轻身延年，并对腹痛肠鸣、水肿膨胀、泻痢脱肛、中风脱证等有独特的疗效。

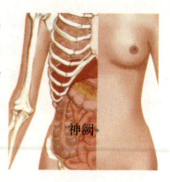
神阙

中指隔衣压在肚脐上，力度最好是使人有一定的压迫感，又不太难受，然后排除杂念，将意念集中在"脐上"，自然呼吸100次以上。这种方法特别适合老年朋友，简单易行，安全可靠，有补脾虚、振食欲的作用。

气海

人体生命功力的"元阳之本"

【定位】
前正中线上，当脐中下1.5寸。

气海别名丹田、下肓、肓之原，属任脉，为肓的原穴，是任、督、冲三脉所起之处，是全身气血汇集的地方，故称"气海"。具有升阳补气、调经固经的作用。主气虚证、盆腔病症，以治疗体质虚弱、机体免疫功能低下、泌尿生殖系统病症为主。

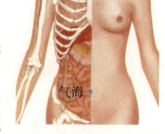
气海

本穴主治性功能衰退。对妇科虚性疾病，如月经不调、带下，或者男科的阳痿、遗精，以及中风脱证、脱肛都有很好的防治作用，特别对中老年人有奇效。除了可用按揉或艾灸的方法刺激此穴强身健体外，还可以通过调整呼吸来达到保健的功效。

气海的按摩比较特别，需要用拇指或中指的指端来揉，力量要适中，每天揉1次，每次1~3分钟。经常按摩气海，能改善阳虚体质，也能达到强壮身体、延年益寿的功效。

第一章　强身健体效验穴，捏捏按按保健康

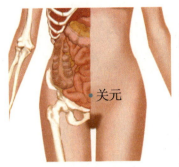

关元别名下纪、丹田、关原、大海等，属任脉，为小肠的募穴，足太阴脾经、足少阴肾经、足厥阴肝经、任脉的交会穴。具有温肾固精、扶正固本、通调冲任的作用。主气虚、精虚性病症，以治疗体虚、小腹病症为主。

关元是任脉上的一个重要穴位，前人有"男子藏精，女子蓄血"的说法，对足三阴经、手太阳小肠经、任脉这些经行部位发生的病都有疗效，还有培补元气、肾气的作用。关元治病的范围也很广泛，包括妇科的带下病、痛经、各种炎症，男科的阳痿、早泄、前列腺疾病等，只要找到此穴，你自己也能成为"神医"。用一只手的食指或中指按在关元上，使穴位上略有酸胀感，一次按8～10分钟，一天一次就好。一般情况下，点按关元睡前进行最为适宜。

关元

补虚温阳效验穴

【定位】
前正中线上，当脐中下3寸。

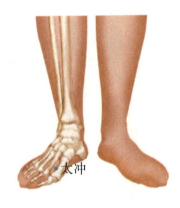

太冲别名大冲，为足厥阴肝经的腧穴和原穴，五行属土。具有疏肝气、息肝风、清头目的作用。主肝郁气滞及肝风证，以治疗气郁证、内风证为主。

肝是解毒工厂。如果人体内积累了大量的毒素，只有两种选择：一是进补；二是清理毒素。相信99%的人都会选择先清毒后进补。清理体内的毒素是相当容易的，在晚上看电视的时候，用拇指或中指指腹按揉太冲10～15分钟就可以了。

太冲

排出毒素一身轻松

【定位】
足背侧，当第1跖骨间隙的后方凹陷处。

这样按摩，强壮身体不生病

免疫力下降

免疫力下降会导致身体对外邪缺乏抵抗力，容易引发感冒、加速衰老。按摩以下穴位可以间接补充人体的肾中之阳——元阳。元阳充盛，身体就可以保持强有力的抗御外邪的能力。

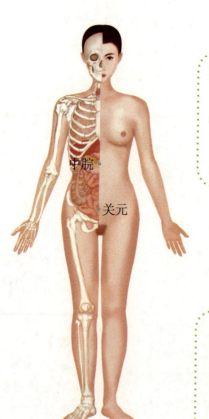

按揉中脘

【定位】前正中线上，脐中上4寸。

【按摩】用拇指指端呈圈状按揉中脘1分钟。

指压关元

【定位】前正中线上，脐中下3寸。

【按摩】先将手掌搓热，敷在关元上，再指压关元30~50次。

第一章　强身健体效验穴，捏捏按按保健康

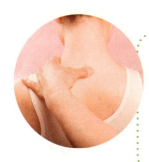

按压大椎

【定位】后正中线上，第7颈椎棘突下凹陷中。

【按摩】用拇指缓缓用力按压大椎，嘱被按摩者缓缓吐气，持续数秒，再慢慢放手，如此反复操作10～15次。

点压足三里

【定位】犊鼻下3寸，胫骨前嵴外1横指处，犊鼻与解溪连线上。

【按摩】用拇指指端点压足三里1～3分钟。

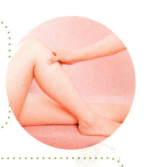

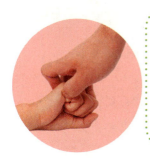

按压后溪

【定位】第5掌指关节尺侧近端赤白肉际凹陷处。

【按摩】拇指弯曲，用其垂直下压后溪，每次按压1～3分钟。

随时自我按摩

临睡前，用热水泡脚，用手指指腹按压、推揉脚掌；也可用手指关节按压，还可拍、捏、擦、推等手法同用。哪种手法效果最好，即可多采用哪种手法，也可多种手法交替使用。

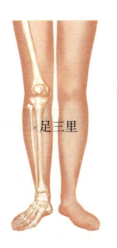

足三里

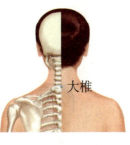

大椎

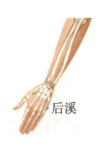

后溪

补肾强身

中医认为，肾藏精，主生长、发育、生殖。肾是生命的发动机，所以肾的健康非常重要。肾的调补在人体生命活动中占有重要的位置。补肾强身穴不分性别、年龄，人人皆可使用，用于小儿可促进身体发育，用于女人可美容养颜，用于男人可使其精力旺盛、身体强壮，用于老人可强壮筋骨、防老抗衰。按摩补肾强身穴是强身健体的重要方法。

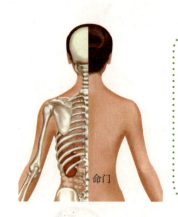

搓揉命门

【定位】后正中线上，第2腰椎棘突下凹陷处。

【按摩】用两只手掌来回搓揉命门，至有暖热感。每天坚持按摩，可以补充肾气，增强腰膝力量，使精力充沛。

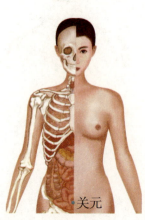

按揉关元

【定位】前正中线上，当脐中下3寸。

【按摩】双手搓热，覆在关元上，缓慢做环状运动，每次3～5分钟。每天坚持按摩，可调理不孕、阳痿、遗精，补肾回阳。

早衰

如果人在中年之前就出现两鬓斑白、耳聋眼花、眼角鱼尾纹增多、眉毛外1/3处特别粗长，以及思维迟钝、记忆力减退、工作效率降低等现象，称早衰。预防早衰，除了要养成良好的生活习惯外，按摩以下穴位还能调节气血、抗衰老。

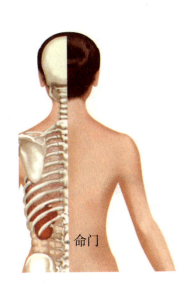

命门

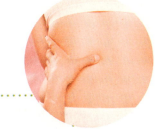

按压命门
【定位】后正中线上，第2腰椎棘突下凹陷处。
【按摩】用拇指或中指指腹按压或用掌心摩擦命门30～50次。

点按会阴
【定位】生殖器与肛门连线的中间凹陷处。
【按摩】用中指指端点按会阴30～50次。

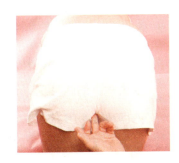

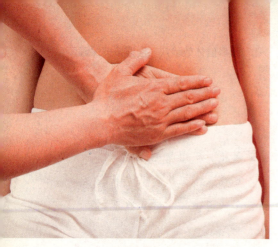

按揉神阙

【定位】腹中部,脐中央。

【按摩】双手相叠,用掌心呈圈状按揉神阙30~50次。

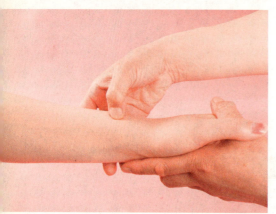

按揉列缺

【定位】腕横纹上1.5寸,当肱桡肌与拇长展肌肌腱之间。

【按摩】用拇指指端按揉列缺30~50次。

随时自我按摩

休息时间,不妨将双腿抬起,使其与心脏处于同一水平线或高于心脏。这样可促进血液循环,补充大脑氧气,消除疲劳,避免器官缺氧老化。

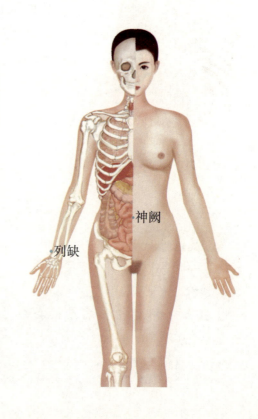

体虚

人的体质虚弱称体虚，其有气虚、血虚、阴虚、阳虚4种类型。肾为先天之本，脾为后天之本，不管何种类型的体虚，都应该以保养脾胃、顾护肾气为调养根本大法。按摩以下穴位可温补脾胃、强壮身体。

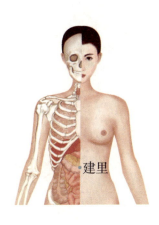

按揉建里

【定位】前正中线上，脐中上3寸。
【按摩】用拇指指腹按揉建里30～50次，以有酸痛感为宜。

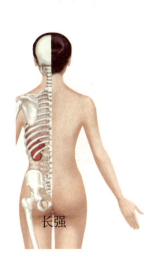

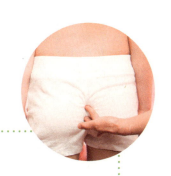

按压长强

【定位】尾骨下方，尾骨端与肛门连线的中点处。
【按摩】用中指指端按压长强30～50次，以有酸痛感为宜。

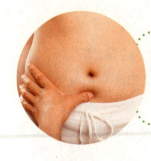

按压气海
【定位】前正中线上,当脐中下1.5寸。
【按摩】用拇指指腹按压气海30~50次。

捏揉四缝
【定位】第2~5指掌侧,近端指关节的中央,一侧4穴,左右两侧共8穴。
【按摩】用拇指与食指捏揉四缝30~50次。

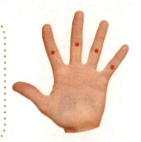

按揉手三里
【定位】肘横纹下2寸,阳溪与曲池连线上。
【按摩】用拇指指腹轻轻按揉手三里30~50次。

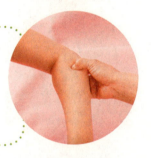

随时自我按摩

洗澡或上床睡觉时,用手掌从颈部按揉到胸口,每天100次以上,即可很好地调动机体免疫功能,强健身体。

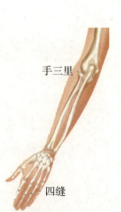

手三里

四缝

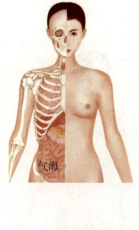

气海

手脚冰凉

人体阳气不足或虚衰，机体功能就会减退，机体内环境就会处于一种"寒冷"状态。畏寒怕冷、手脚冰凉，都是阳虚最典型的表现。刺激以下穴位可以将身上的阳气激发出来，使体内的阳气能够正常运转。

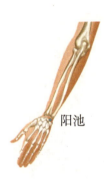
阳池

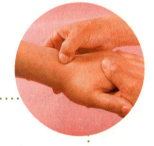

按压阳池

【定位】腕背侧远端横纹上，指伸肌肌腱的尺侧缘凹陷处。

【按摩】用拇指或中指指端按压阳池30～50次。

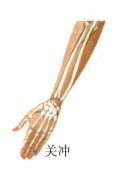
关冲

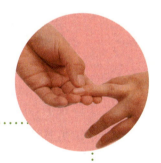

按揉关冲

【定位】第4指末节尺侧，距指甲角0.1寸（指寸）。

【按摩】用拇指指腹按揉关冲30～50次。

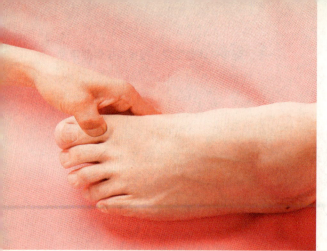

揉搓三毛

【定位】脚的拇指第2节。

【按摩】用手指揉搓三毛30~50次。

按揉劳宫

【定位】手掌心，当第2、3掌骨之间偏于第3掌骨，握拳屈指时中指尖处。

【按摩】一手握实拳，用手指关节按揉另一手劳宫30~50次。

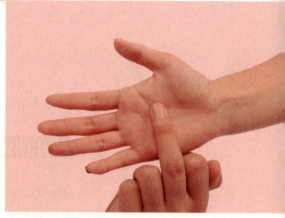

随时自我按摩

一手握实拳，以手指关节或手掌关节按揉另一手的手心，以被按的手心感到发热为度，再换一只手，交替按摩。

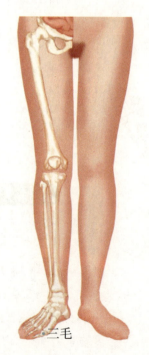

劳宫

三毛

第二章

善用效验穴，五官疾病全消灭

保养五官的效验穴

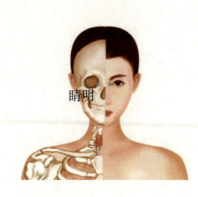
睛明

睛明
眼睛输送气血的第一要穴

【定位】目内眦内上方眶内侧壁凹陷处。

睛明别名目内眦、泪孔，属足太阳膀胱经，为手太阳小肠经、足太阳膀胱经、足阳明胃经、阳跷脉、阴跷脉的交会穴。具有通络明目、疏风泻热的作用。主眼部病症，以治疗局部热证、瘀证为主。

对于经常用眼的人士来讲，每隔2个小时用拇指和食指以画圈的方式按压此穴，可令疲劳的双眼立刻得到放松。欲缓解眼部疲劳，建议每日多按揉几次睛明。此外，配合按摩攒竹、四白、太阳、承泣、鱼腰等眼部重要穴位，效果更佳。

听宫
用脑过度及耳鸣常用穴

【定位】耳屏前，下颌骨髁状突的后方，张口时的凹陷处。

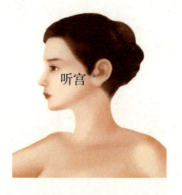
听宫

听宫别名多所闻、听多闻，属手太阳小肠经，为手少阳三焦经、足少阳胆经、手太阳小肠经的交会穴。具有疏通耳窍、调理经筋的作用。以上3条经脉均入耳中，又在本穴交会，故本穴为治疗耳疾的要穴。主局部病症，以治疗耳病及下颌部经筋病症为主。

用双手中指指腹按揉两侧听宫，由上而下按摩，每次按摩2分钟。听宫具有缓解眼部疲劳的作用，建议每日多按揉几次。如果出现耳鸣症状，可用双手拇指指端按揉两侧听宫，力度以感觉酸胀为佳。按揉时注意张开嘴，按揉1分钟。

第二章 善用效验穴，五官疾病全消灭

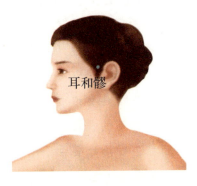

耳和髎为手少阳三焦经、足少阳胆经、手太阳小肠经之交会穴。具有清热散风之功。主治耳、口、鼻、目等病症，与耳门、听宫、听会同功。头痛就找耳和髎，用双手食指或中指同时点按左右两边穴位，顺时针匀速按揉100下，然后逆时针匀速按揉100下，这样为1次，每天按揉3～4次，头痛立刻缓解，当天就好。

耳和髎
头痛病效验穴

【定位】
头侧部，当鬓发后缘，平耳郭根之前方，颞浅动脉的后缘。

迎香别名冲阳，属手阳明大肠经，为手阳明大肠经和足阳明胃经的交会穴。具有通利鼻窍、疏散风热、安蛔的作用。主局部病症和胆腑痛证，以治疗鼻病和胆绞痛为主。

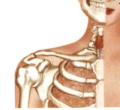

伤风或过敏性鼻炎引起的流鼻涕、鼻塞等，按摩迎香至发热，能立即缓解症状。操作方法：将食指指尖置于迎香，做旋转揉搓；鼻吸口呼，吸气时向外、向上揉搓，呼气时向里、向下揉搓，连做8次，多可做64次。

经常揉搓迎香还可以促进鼻周围的血液循环，使气血畅通，外邪不容易侵入体内，可对抗病菌侵入，以达到预防和消除感冒的效果。

迎香
治疗各种颜面疾患的要穴

【定位】
鼻翼外缘中点旁，当鼻唇沟中间。即鼻孔旁拇指1/2宽处。

翳风 — 治疗耳病的要穴

【定位】
耳垂后方，当乳突与下颌角之间的凹陷处。

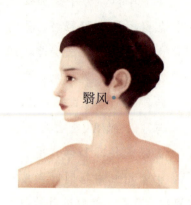
翳风

翳风别名"耳后陷中"（《素问·气府论》），属手少阳三焦经，为手少阳三焦经、足少阳胆经的交会穴。具有通利关节、疏调经筋的作用。主头面病症，以治疗咽舌不利及局部病症为主。

翳风位于耳后，故为治疗耳病的要穴。用双手拇指或食指缓缓用力按压穴位，缓缓吐气，持续数秒，再慢慢地放手，如此反复操作；或者手指着力于穴位上，做轻柔缓和的环旋转动。读者朋友在自我按摩时，可根据自身情况把两种技法组合起来，每次按摩10～15分钟。此法适用于各种人群，且操作不拘于时，一天之中择方便的时候做1～2次即可。

治疗面瘫时，翳风也是一个非常重要的穴位，不管是中枢性面瘫还是周围性面瘫，都可以按揉翳风进行治疗。

合谷 — 清热止痛急救穴

【定位】
手背上第1、2掌骨间，第2掌骨桡侧中点处。

合谷别名虎口，为手阳明大肠经的原穴。具有祛风解表、通络止痛、通调气血的作用。为镇痛镇静之要穴，亦为泻热要穴。主表证、气血阻滞证、痛证，以治疗外感表证、头面五官科及妇产科病症为主。

因手阳明大肠经经过下牙龈，因此下牙疼

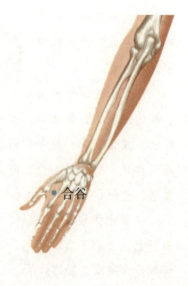
合谷

痛时按合谷5分钟，疼痛会减轻。如果患牙龈炎，反复发作，持续时间较长，经常按压合谷也有效果。合谷还是一个急救穴，如因中暑、中风、虚脱等导致晕厥时，可用拇指掐捏患者合谷，持续2～3分钟，晕厥一般可缓解。如果同时用指尖掐按人中，则醒脑回苏的效果更好。痔疮发作、便血时，可以按摩或搓揉合谷，也可用指尖、笔芯刺激合谷，以有酸胀感为佳，可缓解症状。此外，合谷还可以治疗湿疹，在合谷周围刮痧5分钟，一般痧一出，湿疹就会减轻，再连续刮2次，不太严重的湿疹就会基本痊愈。合谷为全身反应的最大刺激点，常用拇指指腹垂直按压此穴，每次1～3分钟，可以降血压、镇静安神，还有健脾胃的作用，对头痛、耳聋、视力模糊、失眠、神经衰弱等也有很好的调理保健功能。

阳溪

补阳气、提精神的要穴

阳溪别名中魁，属手阳明大肠经。具有清热解毒、安神定志、舒筋活络的功效。主头痛、目赤肿痛、耳聋等头面五官病症，以及手腕痛。

头痛发作时，以拇指指腹按压阳溪半分钟以上，头痛会迅速得到缓解。阳溪最善通经活络，经常用拇指指尖垂直掐按此穴，每次1～3分钟，可以有效防治中风和高烧不退等症，还有通腑泄热、清热止痛的功用。

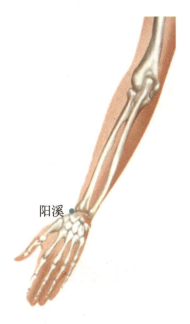

阳溪

【定位】

腕背侧远端横纹桡侧，桡骨茎突远端，解剖学"鼻烟窝"凹陷处。

按摩理疗五官科疾病

迎风流泪

凡眼睛无红肿，见风泪出者称之为迎风流泪。肝气不足，不能帅血上承前目，或感受风寒，上袭于目，泪液分泌失控而自溢涌出。按摩以下穴位能滋养肝血、益气止泪。

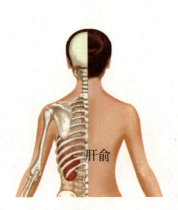

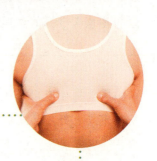

点按肝俞
【定位】第9胸椎棘突下，后正中线旁开1.5寸处。
【按摩】用拇指点按肝俞1分钟。

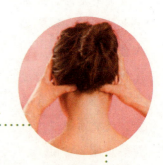

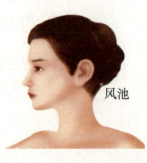

点按风池
【定位】枕骨之下，胸锁乳突肌与斜方肌上端之间的凹陷处。
【按摩】用拇指点按风池1分钟。

第二章 善用效验穴，五官疾病全消灭

点按目窗
【定位】前发际上1.5寸，瞳孔直上。
【按摩】将拇指弯曲，以指甲垂直下压点按目窗20~30次。

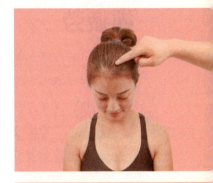

按揉头临泣
【定位】前发际上0.5寸，瞳孔直上。
【按摩】用拇指指腹由下往上按揉头临泣1~3分钟。

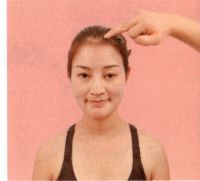

点按睛明
【定位】目内眦内上方眶内侧壁凹陷处。
【按摩】用拇指或食指指端点按睛明1~2分钟。

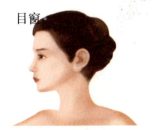
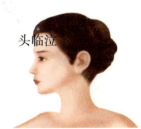
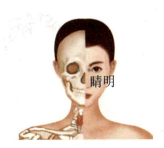

目窗　头临泣　睛明

视疲劳

视疲劳是指持续近距离视物之后出现的视蒙、眼胀、眼部干涩、眼灼痛、眼及眼眶酸痛等症状，以及头痛、恶心、乏力等周身不适的一组综合征。中医认为，视疲劳多为肝血不足，肝肾阴虚所为，按摩以下穴位可养血明目，治疗视疲劳。

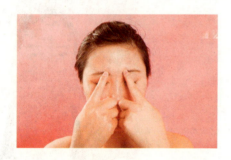

按揉攒竹

【定位】眉头凹陷中，额切迹处。

【按摩】用手指指腹或指关节呈圈状反复向下按揉攒竹1~3分钟。

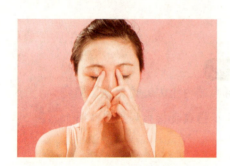

按揉睛明

【定位】目内眦内上方眶内侧壁凹陷处。

【按摩】食指点于睛明处，由外向里按揉1~3分钟。

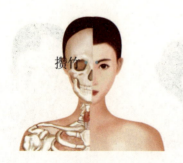

攒竹

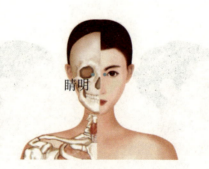

睛明

第二章 善用效验穴，五官疾病全消灭

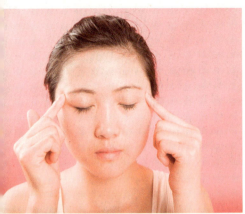

按揉瞳子髎

【定位】目内眦外侧0.5寸凹陷处。

【按摩】用中指或食指指腹轻轻按压瞳子髎，呈圈状反复按压1~3分钟。

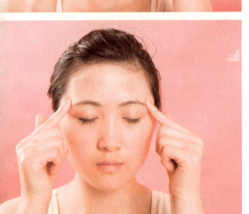

按压丝竹空

【定位】眉毛外侧缘眉梢凹陷处。

【按摩】用拇指或食指指端按压丝竹空1分钟。

随时自我按摩

轻轻按摩眼部四周，由眼头沿眉毛向眼尾滑动，按摩数次；再按眼睛下方，换由眼尾往眼头方向按摩。

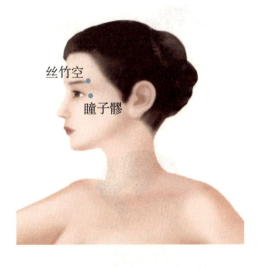

近视

近视是一种屈光不正的眼病。能看清近处的东西，看不清远处的东西，古称"能近怯远"症。常因书写、阅读时照明不足、姿势不正、持续时间过长或素体营养不足等引发。按摩以下穴位，有疏通经络、调和气血之功效，从而达到治疗和预防近视的目的。

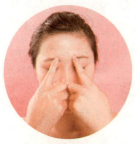

按揉攒竹

【定位】眉头凹陷中，额切迹处。

【按摩】用拇指或食指指腹按揉攒竹，顺时针和逆时针方向各20下，力度宜轻柔舒缓。

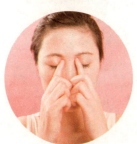

按揉睛明

【定位】目内眦内上方眶内侧壁凹陷处。

【按摩】食指点于睛明处，由外向里按揉1～3分钟。

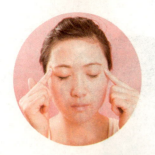

按揉瞳子髎

【定位】目内眦外侧0.5寸凹陷处。

【按摩】用中指或食指指腹轻轻按揉瞳子髎，呈圈状反复按揉1～3分钟。

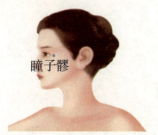

瞳子髎

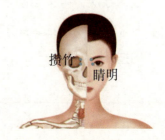

攒竹
睛明

按揉四白

【定位】瞳孔直下，当眶下孔凹陷处。

【按摩】用食指指腹压在四白上，按揉20下，力度宜轻柔舒缓。

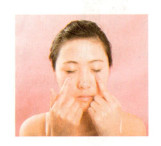

按揉太阳

【定位】眉梢与目外眦之间，向后约1横指的凹陷处。

【按摩】用拇指或中指指腹按揉太阳100次，以局部有酸胀感为佳。

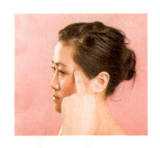

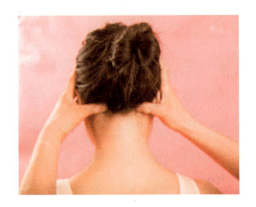

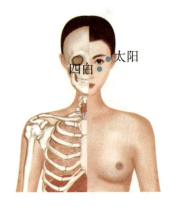

按压风池

【定位】枕骨之下，胸锁乳突肌与斜方肌上端之间的凹陷处。

【按摩】用拇指指腹按压风池80~100次，以出现酸胀感为度。

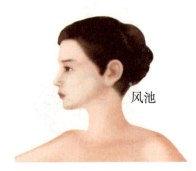

夜盲

凡夜间在黑暗处视物不清而白天视物正常者为夜盲,又称"省目"。中医认为,肝开窍于目,肾主骨生髓。若营养缺乏,肝肾阴亏,温邪入,脾胃失调,使运化失职,目失滋润,则会引起夜盲。按摩以下穴位,可补益肝肾、养血明目。

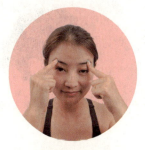

按揉眼眶

【定位】眼皮的边缘所构成的框。

【按摩】用中指或食指指端按揉眼眶周围数次,以使皮下有热感为宜。

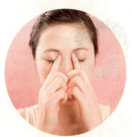

点按睛明

【定位】目内眦内上方眶内侧壁凹陷处。

【按摩】用拇指或食指指端点按睛明1分钟。

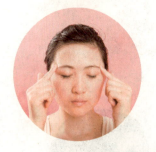

点按丝竹空

【定位】眉毛外侧缘眉梢凹陷处。

【按摩】用拇指或食指指端点按丝竹空1分钟。

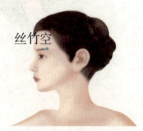

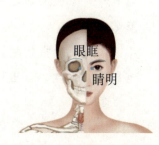

第二章 善用效验穴，五官疾病全消灭

点按肾俞
【定位】第2腰椎棘突下，后正中线旁开1.5寸。
【按摩】用拇指点按肾俞1分钟，以使皮肤发红、透热为宜。

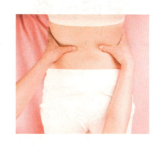

点按肝俞
【定位】第9胸椎棘突下，后正中线旁开1.5寸。
【按摩】用拇指点按肝俞1分钟，以使皮肤发红、透热为宜。

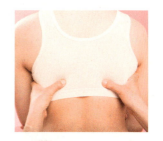

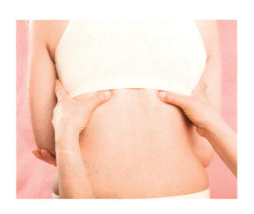

点按脾俞
【定位】第11胸椎棘突下，后正中线旁开1.5寸。
【按摩】用拇指点按脾俞1分钟，以使皮肤发红、透热为宜。

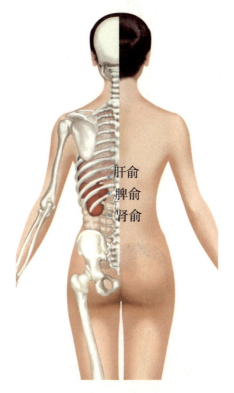

肝俞
脾俞
肾俞

慢性鼻炎

慢性鼻炎是因外感风寒、风热，或风寒郁而化热，未经治疗，或治疗不彻底，邪毒滞留在鼻窍，由鼻入肺，肺经伤则肺失宣降，故出现鼻塞，肺气失宣降，可致气滞血瘀，则鼻塞症状加重。自我按摩治疗慢性鼻炎，能够增加局部血流量，沟通并增强心肺功能，使各种症状逐渐消失，病症自然痊愈。

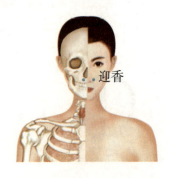

点按迎香

【定位】鼻翼外缘中点旁，当鼻唇沟中间。即鼻孔旁拇指1/2宽处。

【按摩】用食指指腹点按迎香80~100次，以出现酸胀感为度。

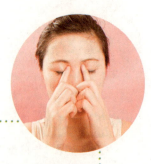

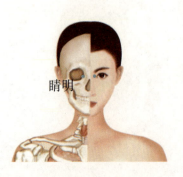

按揉睛明

【定位】目内眦内上方眶内侧壁凹陷处。

【按摩】用食指指腹按揉睛明80~100次。

第二章 善用效验穴，五官疾病全消灭

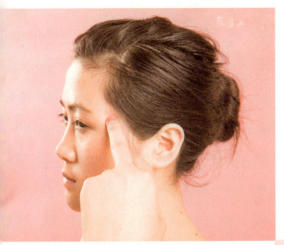

按揉太阳
【定位】眉梢与目外眦之间，向后约1横指的凹陷处。
【按摩】用拇指或中指指腹按揉太阳100次，以局部有酸胀感为佳。

按压风池
【定位】枕骨之下，胸锁乳突肌与斜方肌上端之间的凹陷处。
【按摩】用拇指指腹按压风池80～100次，以出现酸胀感为度。

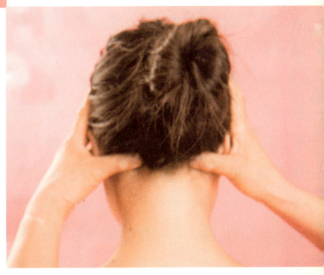

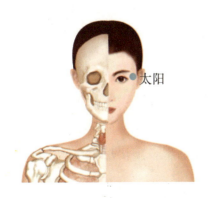

太阳

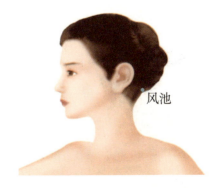

风池

耳鸣

耳鸣是听觉功能的紊乱现象，其临床表现是多种多样的，有刮风似的呼呼声，有机器响似的隆隆声，或似虫鸣、鸟叫以及哨声、铃声、流水声，等等。高音耳鸣可使人烦躁不安，影响工作和睡眠，使患者非常痛苦。按摩相关穴位，可清热降浊、补益肾气、调和脾胃，从而治疗该病。

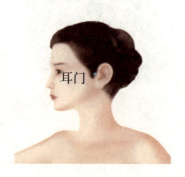

按压耳门

【定位】耳屏上切迹的前方，耳珠上方缺口处。

【按摩】用食指指腹轻轻按压耳门20～30次。

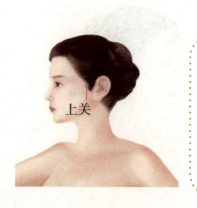

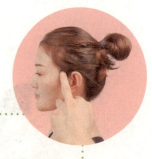

按压上关

【定位】脸部侧面，颧弓上缘中央凹陷处。

【按摩】用中指指腹按压上关30～50次。

第二章 善用效验穴，五官疾病全消灭

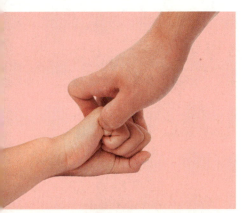

按压后溪
【定位】手内侧，第5掌指关节尺侧近端赤白肉际凹陷处。
【按摩】用中指指腹按压后溪30～50次。

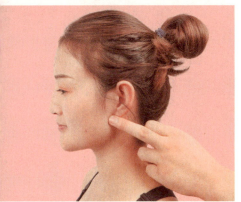

按压听会
【定位】耳屏间切迹与下颌骨髁突之间的凹陷处。
【按摩】用中指指腹轻轻按压听会30～50次。

随时自我按摩

先用掌心紧捂耳朵，压住，然后突然放开，用气流带动鼓膜活动，感觉耳内哗哗作响，如此连做20下。

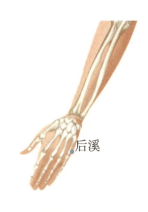

后溪

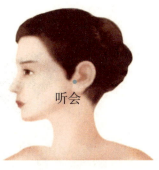

听会

咽痛

咽痛是咽部常见症状，主要由咽部疾病引起，咽部黏膜的感染性炎症刺激和压迫痛觉神经末梢都可导致咽痛。咽痛也可是咽部邻近器官或全身疾病在咽部的表现。按摩以下穴位，可清热解毒、消肿散结，辅助治疗本病。

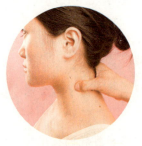

点按天鼎

【定位】胸锁乳突肌后缘，当结喉旁，扶突与缺盆连线中点。

【按摩方法】用拇指点按天鼎80～100次，力度以不感到难受为佳。

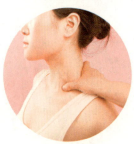

点按水突

【定位】胸锁乳突肌的前侧边缘，喉结斜下方。

【按摩】用拇指点按水突80～100次，力度以不感到难受为佳。

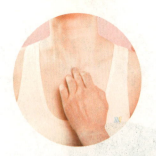

点按天突

【定位】胸骨上窝中央，前正中线上。

【按摩】用中指点按天突80～100次，力度以不影响呼吸为宜。

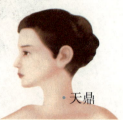

·天鼎

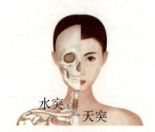

水突·　·天突

按揉曲池

【定位】肘横纹外侧端，屈肘时，当尺泽与肱骨外上髁连线中点。

【按摩】用拇指按顺时针方向按揉曲池约2分钟，然后按逆时针方向按揉约2分钟。

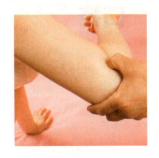

按压合谷

【定位】手背上第1、2掌骨间，第2掌骨桡侧中点处。

【按摩】用拇指垂直往下按压合谷80～100次，以出现酸胀感为佳。

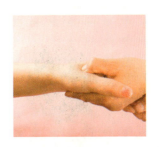

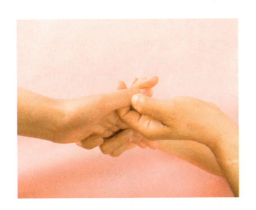

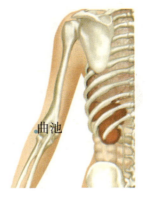

曲池

掐揉少商

【定位】手拇指末节桡侧，距指甲角0.1寸。

【按摩】用拇指指甲掐揉少商80～100次，以出现酸胀感为佳。

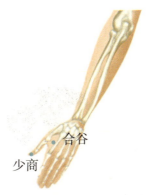

合谷

少商

口疮

口疮系指口腔黏膜发生的溃疡,通常范围较轻,范围局限,具有复发性。中医认为本病多为湿热虚火所致。口唇为脾之官,舌乃心之苗,邪火入里化热,乘于心脾,循经络而上,上冲于口舌,熏灼黏膜,溃烂生疮。湿热蕴肺,脾失健运,湿热参合蒸腾于口腔,腐烂黏膜,都可引起溃疡。按摩治疗以滋阴养血、清热解毒为宜。

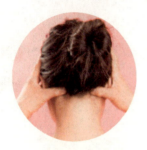

按压风池
【定位】枕骨之下,胸锁乳突肌与斜方肌上端之间的凹陷处。
【按摩】用拇指指腹按压风池80~100次,以出现酸胀感为度。

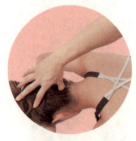

按揉风府
【定位】枕外隆凸直下,两侧斜方肌之间凹陷处。
【按摩】用拇指指腹按揉风府3分钟,以局部出现酸胀感为佳。

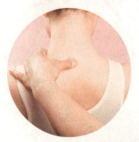

按揉大椎
【定位】后正中线上,第7颈椎棘突下凹陷中。
【按摩】用拇指按顺时针方向按揉大椎约2分钟,然后按逆时针方向按揉约2分钟,以局部出现酸胀感为佳。

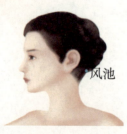

风池

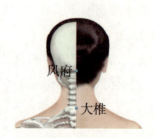

风府

大椎

第二章 善用效验穴，五官疾病全消灭

按揉肩井

【定位】第7颈椎棘突与肩峰最外侧点连线的中点。

【按摩】用拇指指腹按揉肩井3～5分钟，以局部有酸胀感为宜。

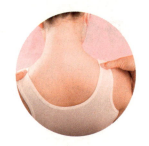

点按承浆

【定位】下唇正中直下1横指的凹陷处。

【按摩】将拇指或中指指端压于承浆上，用力点按3～5分钟，以局部有酸胀感为宜。

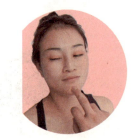

点按水沟

【定位】人中沟的上1/3与中1/3交点处。

【按摩】将拇指指端压于水沟上，用力点按3～5分钟，以局部有酸胀感为宜。

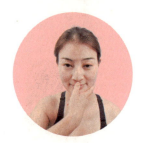

按压合谷

【定位】手背上第1、2掌骨间，第2掌骨桡侧中点处。

【按摩】先用右手拇指按压左侧的合谷60～80次，再用左手拇指按压右侧的合谷60～80次，以有酸胀感为宜。

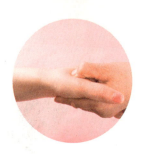

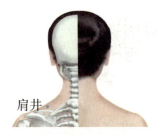
肩井

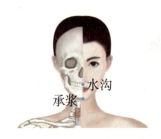
承浆　水沟

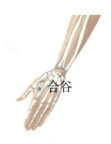
合谷

牙痛

牙痛指患牙疼痛，受温、冷、热、酸、甜等刺激时加重。引起牙痛的原因较多，一般多因龋齿、牙髓炎、牙周炎等引起。中医认为牙痛有虚实之分，实证多由胃火引起，虚证多由肾虚所致。

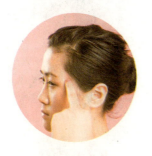

按揉太阳

【定位】眉梢与目外眦之间，向后约1横指的凹陷处。

【按摩】将双手的拇指同时按在两侧的太阳上，逐渐用力按揉，待酸胀感自穴位处扩散到头的两侧时，再继续按揉约2分钟，反复进行5～7次的效果最佳。

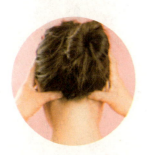

按揉风池

【定位】枕骨之下，胸锁乳突肌与斜方肌上端之间的凹陷处。

【按摩】用拇指指腹按揉风池3～5分钟，以局部有酸胀感为宜。

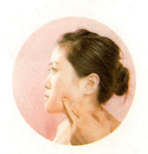

点按颊车

【定位】下颌角前上方约1横指（中指），当咀嚼时咬肌隆起，按之凹陷处。

【按摩】用中指指腹点按颊车80～100次，以局部有酸胀感为宜。

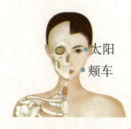
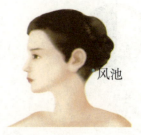

第三章

善用效验穴，调理肺系常见病

养肺护肺常用效验穴

中府

通肺经，治咳嗽气喘

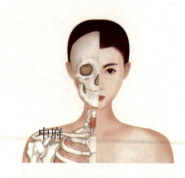
中府

中府别名府中俞、膺俞，属手太阴肺经，又为肺之募穴。具有肃降肺气、和胃利水、止咳平喘、清泻肺热、健脾补气的功效。主咳嗽、气喘、胸痛等胸肺病症及肩背痛。

中府是肺脏气血直接输注的地方，对增加肺功能有一定的保健作用，如果人体内的气乱了，比如，经常咳嗽哮喘、上气不接下气、气闷等，一定要多揉中府。有心血管方面疾病的，或经常咳喘的朋友，如果一推之下觉得胸痛，就要把这个胸痛的地方给推开了，把气散掉，这样会立刻感觉胸腔里面特别舒服。中府下方肌肉偏薄，日常按摩时建议不要使劲，稍稍施力按揉1~2分钟即可。

此外，中府还可以预防心绞痛和咳喘，配尺泽还可以治疗咳嗽，配肩髎可治肩痛；同时，中府还是最能给你带话说明肺"近况"的穴位。所以，很多中医会在按摩此穴时，根据压痛的程度来诊断肺病情况。

【定位】横平第1肋间隙，锁骨下窝外侧，前正中线旁开6寸。

太渊

调整肺功能

太渊别名鬼心、天泉、大渊，属手太阴肺经，为手太阴肺经原穴，八会之脉会。具有理血通脉、宣肺平喘、清泄胃热的功效。主咳嗽、气喘等肺系病症，无脉症，腕臂痛。

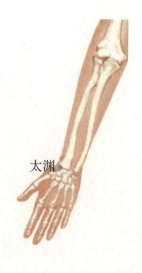
太渊

太渊是手太阴肺经中聚集元气最多的地方，刺激此穴，就可以激发肺气源源不断地涌出。当你感到气虚乏力、上气不接下气

【定位】腕掌横纹桡侧端，桡动脉的桡侧凹陷中。

第三章 善用效验穴，调理肺系常见病

时，或者哮喘或咳嗽时，只要刺激太渊，就可以得到缓解。这是因为太渊可以加强肺的呼吸功能，改善肺的通气量，降低气道阻力，肺气足了，身体自然就好了。

手太阴肺经的经气运行时间是凌晨3～5点，太渊又在手腕上，位于手腕掌横纹桡侧凹陷处，也就是动脉搏动的地方，因此我们可以在感受脉搏跳动的同时，按摩此穴。尤其是老人，一般醒得比较早，可在起床之前按摩此穴5分钟左右，可以起到补充心气，使心律平稳的作用。

列缺

补肺益肾要穴

列缺别名童玄、裂缺，属手太阴肺经。具有宣肺止咳、泻热通淋、舒经通络的功效。《黄帝内经》里记载有"头颈寻列缺"，就是说有头颈问题，找列缺。头疼、颈椎病、落枕等，只要是脖子以上的病痛，按摩列缺就能奏效。特别是对风寒、风热头痛疗效较好。

按摩列缺时，主要是弹拨。弹拨的手法是在穴位或相关部位做横向推搓揉动，使肌肉、筋腱来回移动。双手宜轻握拳，拳心向上，轻放桌上，然后如法或按或掐或揉。按摩时该穴会有酸胀感或疼痛感，以酸胀感为好。平常那些因为疏忽而外感风寒所致的感冒，并因此出现鼻塞、头痛等症，按摩此穴都管用。因为列缺与任脉有一定的通联关系，所以耳鸣、眼睛干涩、手腕活动不便等病症，按摩列缺也有一定的效果。

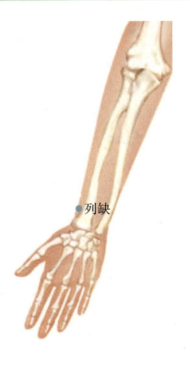
●列缺

【定位】
腕横纹上1.5寸，当肱桡肌与拇长展肌肌腱之间。

少商 治咳嗽的效验穴

少商别名鬼信，为手太阴肺经之井穴，五行属木。少商也是经外奇穴"三商"（老商、中商、少商）之一。具有清热解毒、泻火开窍的作用。以治疗实热证，如高热昏迷、实热火毒为主。

少商是手太阴肺经上最后一个穴位，手太阴肺经的经气从胸腔走到这里已呈微弱之势，所以称为少商。刺激少商用按摩不太方便，但可以用棉棒或牙签刺激，最常用的方法是刺血。少商是井穴，在此放血可以减轻咽喉的疼痛。肺怕热，喜清凉，少商放血是将手太阴肺经过热的气血引出去，还肺一个清凉的天地。操作时可以消毒缝衣针，再将少商处的皮肤捏起，用针快速在皮肤上刺一下，挤3~5滴血，最后用消毒棉棒按压止血。

少商是治疗咳嗽的要穴。尤其是秋天的时候，因为秋燥，很多人会出现咳嗽症状，咳得头痛，有些人甚至还会咯血。这时，用棉签或牙签点按少商，或者给少商放血，就可以减轻咳嗽的症状。

【定位】 手拇指末节桡侧，距指甲角0.1寸。

鱼际 润肺化痰

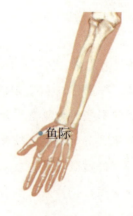

鱼际属手太阴肺经，为手太阴肺经的荥穴，五行属火。具有清肺热、利咽喉、消食化积的作用。主热证、食积证，以治疗肺之实热或虚火及小儿食积为主。

鱼际还是治疗哮喘的要穴，经常按压此穴，对哮喘有很好的预防功效。

【定位】 第1掌骨中点桡侧，赤白肉际处。

第三章 善用效验穴，调理肺系常见病

鱼际的按摩方法很简单：双手鱼际对搓，搓20余次后，鱼际开始发热，这时集中意念，想象有一股热气沿手臂进入自己的肺，持续2分钟左右，你便会感到整个手掌发热，这有非常好的预防和辅助治疗感冒的效果。

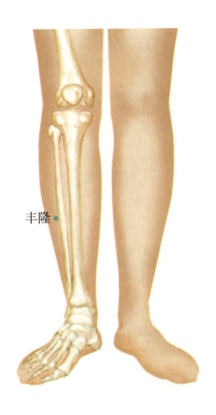

丰隆属足阳明胃经，为足阳明胃经之络穴。具有调和胃气、祛湿化痰、通经活络、补益气血、醒脑安神等作用。丰隆不仅被古今医家公认为是治痰之要穴，又是治疗因痰所致的癫狂、咳嗽、哮喘、头痛等病症的有效穴。

丰隆 化痰强穴

【定位】小腿前外侧，当外踝尖上8寸，条口外，距胫骨前缘2横指（中指）。

痰是水液代谢障碍所产生的病理产物，又是致病的因素之一。痰的产生主要与肺、脾、肾三脏关系密切，而首先责之于脾，故有脾为生痰之源、脾无留湿不生痰之说。因为丰隆是足阳明胃经之络穴，别走于足太阴脾经，故可治脾胃二经疾患。刺激丰隆可通调脾胃气机，使气行津布，中土得运，湿痰自化。而百病皆由痰作祟，所以凡与痰有关的病症都可取丰隆治疗。

按摩理疗肺系常见病

感冒

> 感冒是感受、触冒风邪或时行病毒，引起肺卫功能失调，出现鼻塞、流涕、喷嚏、头痛、恶寒、发热、全身不适等症状的一种外感疾病。按摩以下穴位，可缓解感冒头痛、鼻塞等症状。

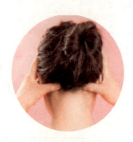

按揉风池

【定位】枕骨之下，胸锁乳突肌与斜方肌上端之间的凹陷处。

【按摩】用拇指指腹用力环行按揉风池，同时头部尽力向后仰。

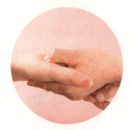

按压合谷

【定位】手背上第1、2掌骨间，第2掌骨桡侧中点处。

【按摩】用拇指垂直向下按压合谷80～100次，以出现酸胀感为佳。

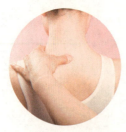

按揉大椎

【定位】后正中线上，第7颈椎棘突下凹陷中。

【按摩】用拇指按顺时针方向按揉大椎约2分钟，然后按逆时针方向按揉约2分钟。

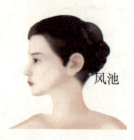
风池

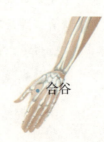
合谷

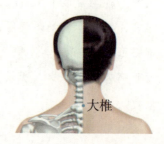
大椎

第三章 善用效验穴，调理肺系常见病

按揉太阳

【定位】眉梢与目外眦之间，向后约1横指的凹陷处。

【按摩】双手中指同时用力，按顺时针方向按揉太阳约2分钟，然后按逆时针方向按揉约2分钟。

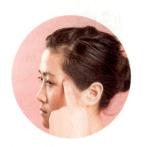

按揉肺俞

【定位】第3胸椎棘突下，旁开1.5寸处。

【按摩】双手拇指同时用力，按顺时针方向按揉肺俞约2分钟，然后按逆时针方向按揉约2分钟。

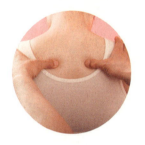

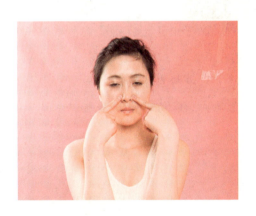

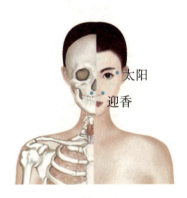

按揉迎香

【定位】鼻翼外缘中点旁，当鼻唇沟中。即鼻孔旁拇指1/2宽处。

【按摩】用双手食指指腹同时用力，按顺时针方向按揉迎香约1分钟，然后按逆时针方向按揉约1分钟。

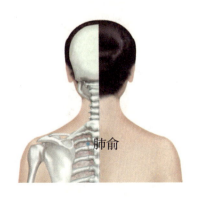

咳嗽

咳嗽是机体对侵入气道的病邪的一种保护性反应。古人以有声无痰谓之咳，有痰无声谓之嗽。临床上二者常并见，通称为咳嗽。中医认为咳嗽的病位在肺，由肺失宣降、肺气上逆功能失常所致。按摩以下穴位可以消除这种困扰。

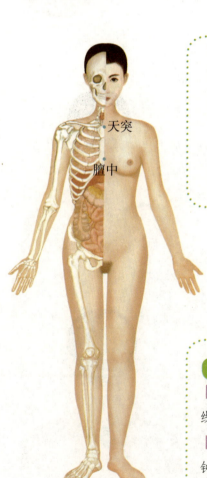

指推膻中

【定位】前正中线上，两乳头连线的中点。

【按摩】用中指自上而下推膻中约2分钟，以局部出现酸胀感为佳。

点按天突

【定位】胸骨上窝中央，前正中线上。

【按摩】用中指点按天突约2分钟，力度以不影响呼吸为宜。

第三章 善用效验穴，调理肺系常见病

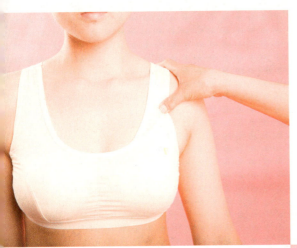

按揉中府

【定位】横平第1肋间隙，锁骨下窝外侧，前正中线旁开6寸。

【按摩】用拇指轻轻按揉中府30秒，然后按顺时针方向按揉约2分钟。

揉掐列缺

【定位】腕横纹上1.5寸，当肱桡肌与拇长展肌肌腱之间。

【按摩】用拇指轻揉列缺30秒，然后用拇指和食指掐按1分钟，以局部出现酸胀感为佳。

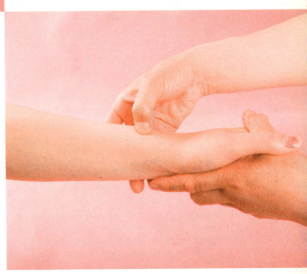

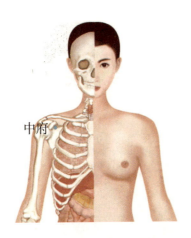

中府

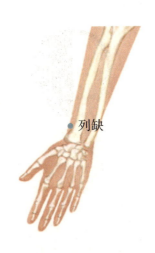

列缺

按揉大杼

【定位】第1胸椎棘突下,旁开1.5寸处。

【按摩】双手拇指同时用力,按顺时针方向轻轻按揉大杼约2分钟,以局部发热为度。

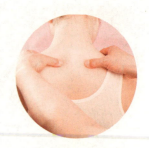

按揉肺俞

【定位】第3胸椎棘突下,旁开1.5寸处。

【按摩】双手拇指同时用力,按顺时针方向按揉肺俞约2分钟,然后按逆时针方向按揉约2分钟。

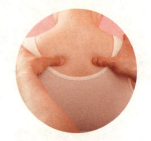

按揉迎香

【定位】鼻翼外缘中点旁,当鼻唇沟中。即鼻孔旁拇指1/2宽处。

【按摩】双手食指指腹同时用力,按顺时针方向按揉迎香约1分钟,然后按逆时针方向按揉约1分钟。

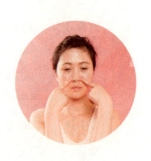

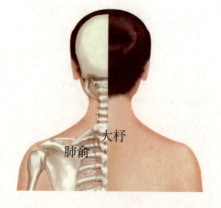

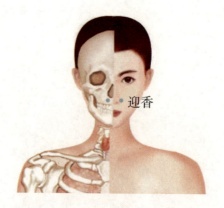

哮喘

哮喘是一种常见的反复发作的呼吸系统疾病。喉中痰鸣声谓之哮，呼吸急促困难谓之喘。中医认为哮喘的病因在于本虚、宿痰内伏于肺。肺有虚，在受到外因感染、饮食失调、情志不畅、劳倦伤身时，痰阻气道，肺气上逆，出现一系列哮喘的症状和体征。按摩相关穴位，可以有效缓解上述症状。

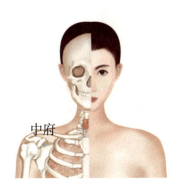
中府

按揉中府

【定位】横平第1肋间隙，锁骨下窝外侧，前正中线旁开6寸。

【按摩】用拇指轻轻按揉中府30秒，然后按顺时针方向按揉约2分钟。

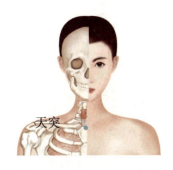
天突

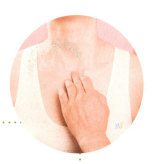

点按天突

【定位】胸骨上窝中央，前正中线上。

【按摩】用中指点按天突约2分钟，力度以不影响呼吸为宜。

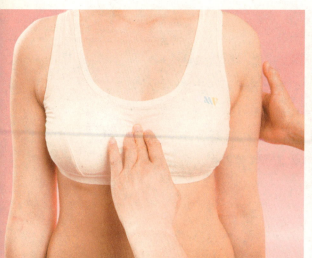
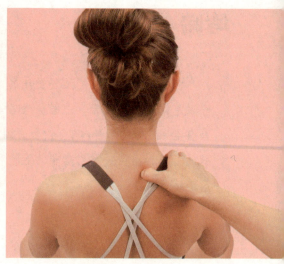

指推膻中

【定位】前正中线上,两乳头连线的中点。

【按摩】用中指自上而下推膻中约2分钟,以局部出现酸胀感为佳。

推按定喘

【定位】第7颈椎棘突下,旁开0.5寸处。

【按摩】用拇指指腹推按定喘1~3分钟,以局部出现酸胀感为佳。

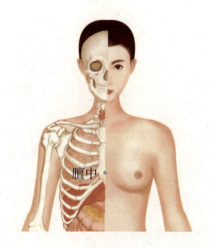
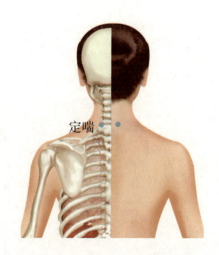

肺结核

结核病是由结核分枝杆菌引起的慢性传染病，可侵及许多脏器，以肺部结核感染最为常见，称为肺结核。中医认为，肺结核是由机体正气不足、阴精耗损，痨虫趁机侵入肺脏所致。按摩相关穴位，能宣肺解表、健肺补气，有效改善肺功能。

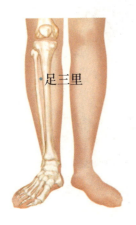

足三里

按揉足三里

【定位】犊鼻下3寸，胫骨前嵴外1横指处，犊鼻与解溪连线上。

【按摩】用拇指按顺时针方向按揉足三里约2分钟，然后按逆时针方向按揉约2分钟。

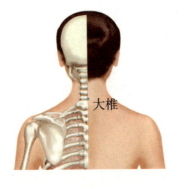

大椎

按揉大椎

【定位】后正中线上，第7颈椎棘突下凹陷中。

【按摩】用拇指按顺时针方向按揉大椎约2分钟，然后按逆时针方向按揉约2分钟。

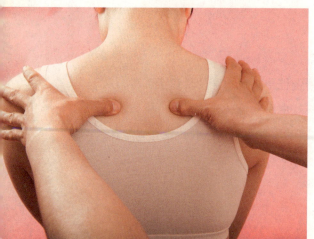

按揉肺俞

【定位】第3胸椎棘突下,旁开1.5寸处。

【按摩】用拇指按顺时针方向按揉肺俞约2分钟,然后按逆时针方向按揉约2分钟。

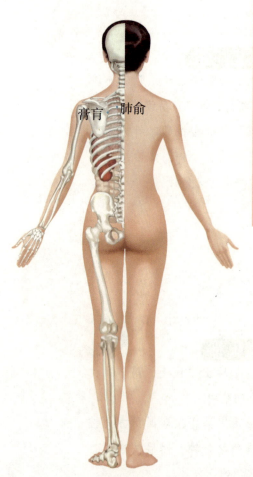

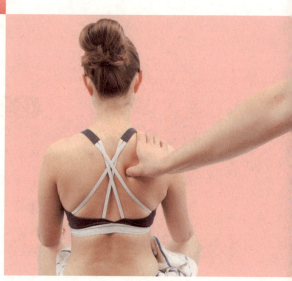

按揉膏肓

【定位】第4胸椎棘突下,旁开3寸处。

【按摩】用拇指指腹按揉膏肓3~5分钟,以局部出现酸胀感为佳。

肺心病

肺源性心脏病简称肺心病，是指由支气管－肺组织或肺动脉血管病变所致肺动脉高压引起的心脏病。中医认为本病本虚标实，病位在肺、脾、心、肾。缓解期为肺肾虚，本虚邪微。按摩以下穴位可健脾补肾，辅助治疗本病。

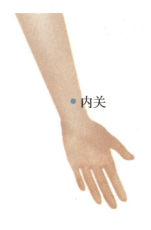

按揉内关

【定位】腕横纹上2寸，掌长肌肌腱与桡侧腕屈肌肌腱之间。

【按摩】用拇指指腹按揉内关100～200次，以局部出现酸胀感为佳。

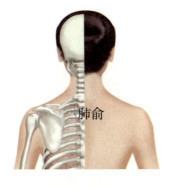

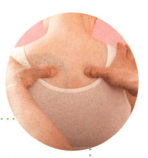

按揉肺俞

【定位】第3胸椎棘突下，旁开1.5寸处。

【按摩】用拇指按顺时针方向按揉肺俞约2分钟，然后按逆时针方向按揉约2分钟。

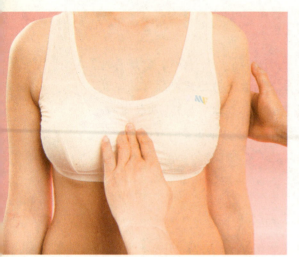
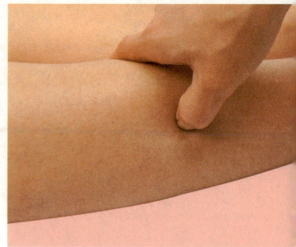

推按膻中

【定位】前正中线上，两乳头连线的中点。

【按摩】用中指自下而上推膻中100～200次，以局部出现酸胀感为佳。

按揉丰隆

【定位】小腿前外侧，当外踝尖上8寸，条口外，距胫骨前缘2横指（中指）。

【按摩】用拇指按揉丰隆100～200次，以局部出现酸胀感为佳。

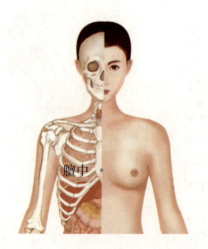

膻中

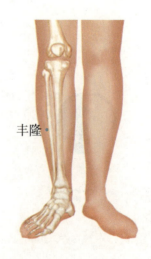

丰隆

第四章

善用效验穴，轻松搞定各种肠胃病

肠胃病常用效验穴

中脘 — 强化肠胃功能穴

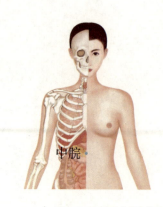
中脘

中脘别名胃脘、太仓、胃募，属任脉，为胃的募穴，八会穴之腑会，手太阳小肠经、手少阳三焦经、足阳明胃经、任脉的交会穴。具有调理中焦、消食化滞、和胃止痛的作用。主胃腑病，以治疗消化系统疾病为主。

中脘可以防治胃痛、腹痛、腹胀、反胃、恶心、呕吐、泛酸、食欲不振及泄泻等胃肠功能紊乱引起的病症。中脘还有一个作用就是减肥。胃肠功能低下是肥胖的主要原因之一，胃肠功能紊乱会导致水分无法在体内代谢，使多余的水分堆积在体内，从而影响脂肪的分解。

为强化肠胃功能，我们可以掌摩或者按压中脘，这样可以解决现代人常有的疲劳性胃功能障碍，并能促进脂肪的分解作用。另外，如果因为胃受寒或者吃凉东西太多导致胃痛，可以选择掌摩或者艾灸中脘，以温中散寒止痛。

【定位】前正中线上，当脐中上4寸。

天枢 — 理气行滞助消化

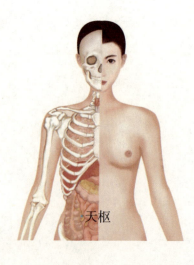
天枢

天枢别名长溪、谷门、大肠募，属足阳明胃经，为大肠的募穴。具有疏调肠腑、理气行滞、消食的作用，是腹部要穴。主肠病及小腹痛，以治疗消化系统疾病为主。

通常有肠胃炎的人最容易腹泻，遇到这种

【定位】横平脐中，前正中线旁开2寸。

第四章 善用效验穴，轻松搞定各种肠胃病

情况，可以艾灸天枢。另外，这个穴对治疗便秘十分有效，每天多按揉或推一推这个穴位，效果就出来了。按揉天枢虽然可缓解便秘症状，但对肥胖的人来说效果可能不太明显，且不宜饭后马上进行，可在饭后半小时再做。对于女性来说，按揉时最好避开经期。

按揉天枢有两种方法：一是两脚分开站立，与肩同宽，以食指或中指的指腹按压天枢，同时向前挺出腹部并缓慢吸气，上身缓慢向前倾并呼气，反复做5次。二是两腿并拢坐在椅子上，以食指或中指指腹按压天枢，同时左腿尽量向上抬，然后收回，再换右腿上抬、收回，如此为1次，反复做5次。

章门

利肝健脾促消化

章门别名脾募、季胁，属足厥阴肝经，为脾的募穴，八会穴之脏会，又是足厥阴肝经、足少阳胆经的交会穴。具有疏泄肝气、通络止痛的作用。主胁部及脾之

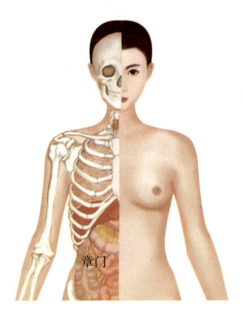

章门

【定位】
侧腹部，当第11肋游离端的下方。

病症，以治疗脾胃病症及肝胆实证为主。

章门的功效很大，中医中有"脏会章门"之说，也就是说五脏的气血都要在此地汇聚，此穴的重要性也就可想而知了。所以，练功的人都特别强调要"打开章门"以增强功力，这是有一定道理的。敲打章门可以增加胆汁分泌，胆汁分泌多了，消化能力就强了，就能把多余的脂肪消化掉。

商阳

调节消化功能，加快新陈代谢

【定位】手食指末节桡侧，距指甲角0.1寸。

商阳别名绝阳、而明，属手阳明大肠经，为手阳明大肠经的井穴，五行属金。具有泻火解毒、消肿止痛的作用。主热证、痛证，以治疗外感及五官科实热证为主。

经常用拇指尖掐一掐商阳，能旺盛手阳明大肠经的气血，调节消化道功能，加快人体新陈代谢，有强壮补益的作用。若是便秘，可用刮痧板分别刮拭食指、小指，从指根部刮至指尖，重点刮拭商阳，可以促进肠道蠕动。若是针对暴饮暴食引起的恶心、呕吐，用牙签重刺激此穴7～10次，难受的感觉会有所缓解。另外，商阳还是男性性功能保健的重要穴位，常用拇指指腹按摩该穴具有明显的强精壮阳之效。

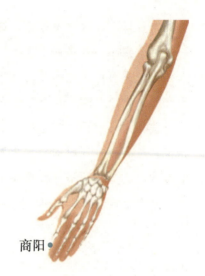

商阳

大陵

清心宁神利咽穴

【定位】腕掌侧远端横纹中，掌长肌肌腱与桡侧腕屈肌肌腱之间。

大陵别名太陵、心主、鬼心，属手厥阴心包经，为手厥阴心包经的原穴、腧穴，五行属土。具有清心宁神、通窍利咽的作用。主心、咽、舌病症，以治疗心病、神志病为主。

大陵善治口臭，口臭源于手厥阴心包经积热日久，灼伤血络，或由脾虚湿浊上泛所致。

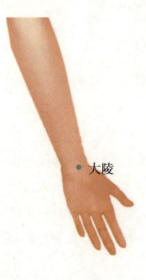

大陵

第四章 善用效验穴，轻松搞定各种肠胃病

大陵最能泻火祛湿。火生土则火自少，脾土多则湿自消。一穴二用，自身能量转化最是自然之道。

支沟别名飞虎、飞处，属手少阳三焦经，为手少阳三焦经五腧穴的经穴，五行属火。具有通腑气、调经筋、通耳窍的作用。主耳、胁、肠、上肢病症，以治疗腑气不通、上肢痹证为主。

本穴是治疗便秘的效验穴位，对各型便秘均有效。按摩时，以一侧拇指指腹按住支沟，轻轻揉动，以有酸胀感为宜，每侧1分钟，共2分钟。

支沟可以用来治疗胁肋部的疼痛，配合其他的穴位还可以治疗多种原因引起的便秘、落枕等疾病。因为一般情况下自身点、按的刺激量不如针刺的效果，所以同时要配上其他的穴位进行刺激，比如落枕时，配上经外奇穴"落枕点"；便秘时，可以配上天枢、气海、照海、丰隆、足三里等穴位。

便秘宿便者的救星 **支沟**

【定位】
手背腕横纹中点上3寸，尺骨与桡骨之间。

梁丘 通经利节治胃痛

【定位】
大腿前面，当髂前上棘与髌底外侧端的连线上，髌底上2寸。

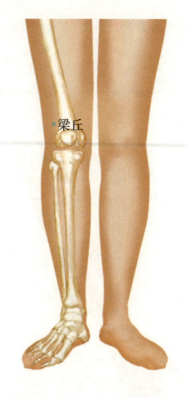

梁丘别名跨骨、鹤顶，为足阳明胃经的郄穴。具有调气血、和胃气、止急痛的作用。主急性病症，以治疗胃、肠急性痛证为主。

当出现急性胃痛（胃痉挛）、胃脘胀满等症状时，可用拇指使劲地在梁丘上施加压力，尽可能地用力，以感受到疼痛为佳。每次压20秒，停下来休息5秒，再继续施压。这样重复几次，胃痛就会消失，效果非常神奇。你也可以用拳头猛敲梁丘几分钟，两边的穴位都要敲，一般痛感会很快消除。

公孙 健脾益胃治泄泻

【定位】
足内侧缘，当第1跖骨基底的前下方。

公孙属足太阴脾经，为足太阴脾经上的络穴。具有健脾益气、和胃化湿、调理冲任的功效。主胃痛、呕吐、腹痛、腹泻、痢疾等脾胃肠腑病症，心烦、失眠、狂证等神志病症，逆气里急、气上冲心（奔豚气）等冲脉病症。

公孙归属于脾，联络于

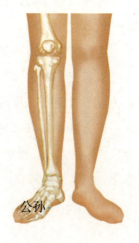

胃，又与胸腹部的冲脉相通，所以它有兼治脾胃和胸腹部等处疾病的功效。按摩刺激公孙能抑制胃酸分泌，缓解胃痛等症状。对于上班族来说，当公司加班过了饭点还不下班时，可采用按摩公孙的方法来消除饥饿感。

健脾开胃的"大功臣"然谷

【定位】

足内侧缘，足舟骨粗隆下方。

然谷别名龙渊、然骨、龙泉，属足少阴肾经，为足少阴肾经的荥穴，五行属火。具有泻热、消胀、宁神的作用。常用于治疗咽喉炎、膀胱炎、尿道炎、月经不调等病症。

按摩然谷，可以让人很快产生饥饿感，同时还能治疗过度饮食后的不适，具有双向调节的功能。总之，每天坚持按摩然谷，能让人的胃口常开、肠道常清。

用拇指在然谷上用力往下按，然后马上放松。当拇指按下去的时候，穴位周围乃至整个腿部的足少阴肾经上都会有强烈的酸胀感，但随着手指的放松，酸胀感会马上消退。等酸胀感消退后，再按上面的方法按，如此重复10～20次。双脚上的然谷都要按。如果是自己给自己做，则两个穴位可以同时进行。

按摩理疗肠胃病

食欲缺乏

食欲缺乏即缺乏进食欲望,是许多疾病的伴发症状。中医认为胃主受纳,脾主运化,食欲缺乏主要是脾胃虚弱所致,需要健脾和胃,脾胃运化有力,消化才好,才能保证食欲健旺。按摩以下穴位,可助脾胃运化,增加食欲。

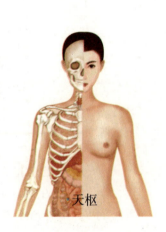
天枢

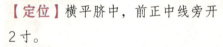

点按天枢

【定位】横平脐中,前正中线旁开2寸。

【按摩】用拇指指端点按天枢30～50次。

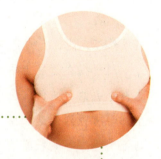

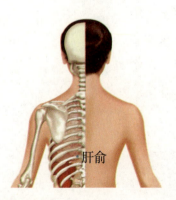
肝俞

点按肝俞

【定位】第9胸椎棘突下,后正中线旁开1.5寸。

【按摩】用拇指点按肝俞1分钟,以使皮肤发红、透热为宜。

第四章 善用效验穴，轻松搞定各种肠胃病

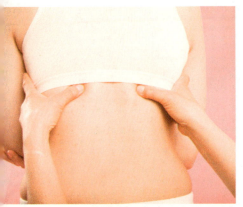

点按脾俞

【定位】第11胸椎棘突下，后正中线旁开1.5寸。

【按摩】用拇指点按脾俞1分钟，以使皮肤发红、透热为宜。

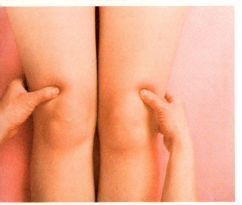

按压梁丘

【定位】大腿前面，当髂前上棘与髌底外侧端的连线上，髌底上2寸。

【按摩】用拇指指端按压梁丘1分钟，以使皮肤发红、透热为宜。

随时自我按摩

双手叠于胃部和腹部，缓慢地轻柔地按顺时针和逆时针方向推揉各20圈，以促进胃肠蠕动和腹腔内器官血液循环，从而增强胃肠功能，刺激大脑，调节和发挥中枢神经的系统功能。

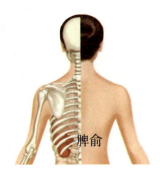

脾俞

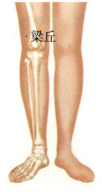

梁丘

呕吐

呕吐是指胃失和降，气逆于上，迫使胃中之物从口中吐出的一种病症。临床以有物有声谓之呕，有物无声谓之吐，无物有声谓之干呕，临床呕与吐常同时发生，故合称为呕吐。中医认为本病的基本病机为胃失和降、胃气上逆。按摩以下穴位可和胃降逆、扶正祛邪。

点按内关

【定位】腕横纹上2寸，掌长肌肌腱与桡侧腕屈肌肌腱之间。

【按摩】用拇指或食指点按内关约1分钟，以局部出现酸胀感为佳。

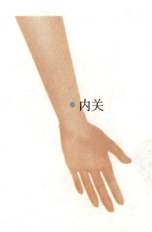

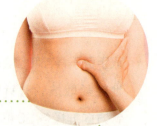

按揉中脘

【定位】前正中线上，当脐中上4寸。

【按摩】用拇指指腹按压中脘约30秒，然后按顺时针方向按揉约2分钟，以局部出现酸胀感为佳。

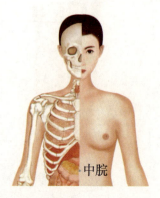

第四章 善用效验穴，轻松搞定各种肠胃病

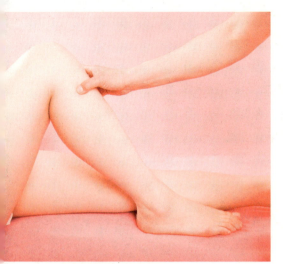
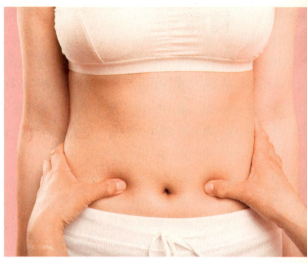

按揉足三里

【定位】犊鼻下3寸，胫骨前嵴外1横指处，犊鼻与解溪连线上。

【按摩】用拇指按顺时针方向按揉足三里约2分钟，然后按逆时针方向按揉约2分钟，以局部出现酸胀感为佳。

按揉天枢

【定位】横平脐中，前正中线旁开2寸。

【按摩】用拇指指腹按压天枢约30秒，然后按顺时针方向按揉约2分钟，以局部出现酸胀感为佳。

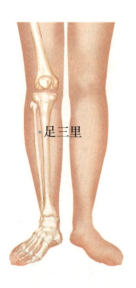

足三里

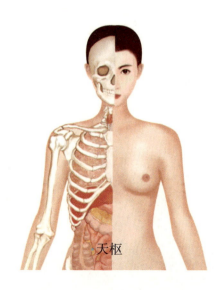

天枢

胃痛

胃痛,又称胃脘痛,是指以上腹胃脘部近心窝处疼痛为症状的疾病。中医认为本病的基本病机为胃气阻滞,胃失和降,不通则痛。按摩以下穴位可理气、和胃、止痛,从而有效缓解胃痛。

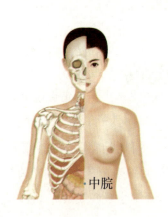

·中脘

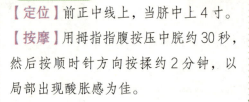

按揉中脘

【定位】前正中线上,当脐中上4寸。

【按摩】用拇指指腹按压中脘约30秒,然后按顺时针方向按揉约2分钟,以局部出现酸胀感为佳。

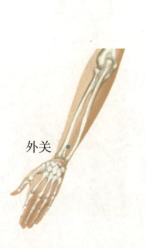

外关

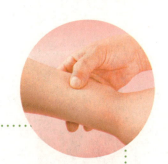

掐按外关

【定位】腕背横纹上2寸,尺骨与桡骨之间。

【按摩】用拇指指尖掐按外关100~200次,力度由轻至重再至轻,按摩至局部以有酸胀感为宜。

第四章 善用效验穴,轻松搞定各种肠胃病

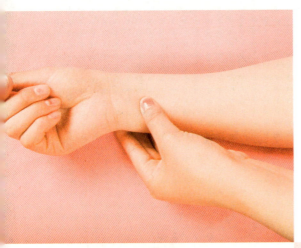

点按内关

【定位】腕横纹上2寸,掌长肌肌腱与桡侧腕屈肌肌腱之间。

【按摩】用拇指或食指点按内关约1分钟,以局部有酸胀感为宜。

按揉足三里

【定位】犊鼻下3寸,胫骨前嵴外1横指处,犊鼻与解溪连线上。

【按摩】用拇指按顺时针方向按揉足三里约2分钟,然后按逆时针方向按揉约2分钟,以局部有酸胀感为佳。

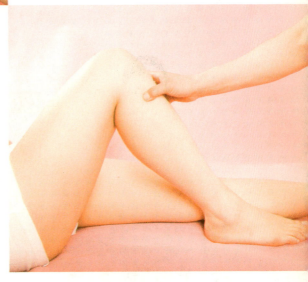

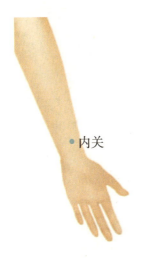

• 内关

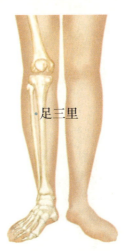

• 足三里

消化不良

消化不良属中医的"脘痞""胃痛""嘈杂"等范畴。其病在胃，涉及肝、脾，病机主要为脾胃虚弱、气机不利、胃失和降。按摩以下穴位，可健脾和胃、疏肝理气，使脾气得升，胃气得降，肝气得疏，病则得治。

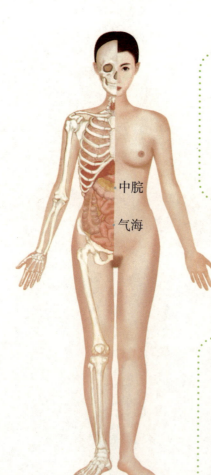

中脘
气海

按揉中脘

【定位】前正中线上，当脐中上4寸。

【按摩】用拇指指腹按压中脘约30秒，然后按顺时针方向按揉约2分钟，以局部出现酸胀感为佳。

按揉气海

【定位】前正中线上，当脐中下1.5寸。

【按摩】用拇指指腹按压气海约30秒，然后按顺时针方向按揉约2分钟，以局部出现酸胀感为佳。

第四章 善用效验穴，轻松搞定各种肠胃病

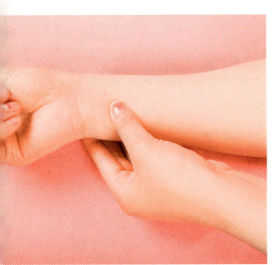
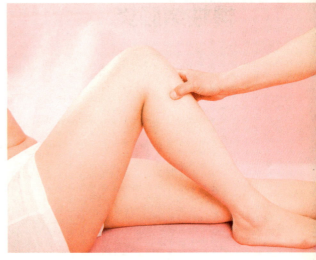

点按内关

【定位】腕横纹上2寸，掌长肌肌腱与桡侧腕屈肌肌腱之间。

【按摩】用拇指或食指点按内关约1分钟，以局部感到酸胀并向腕部和手放射为佳。

按揉足三里

【定位】犊鼻下3寸，胫骨前嵴外1横指处，犊鼻与解溪连线上。

【按摩】用拇指按顺时针方向按揉足三里约2分钟，然后按逆时针方向按揉约2分钟，以局部出现酸胀感为佳。

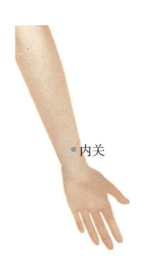
内关

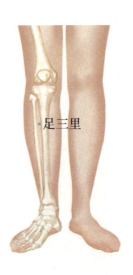
足三里

慢性结肠炎

慢性结肠炎属自身免疫性疾病，可能与某些病原体感染、遗传基因及精神因素有关，大多病程长，病情缠绵难愈，尤其是溃疡性结肠炎，大便带黏液和脓血，患者十分痛苦。这些症状不是通过调理脾胃、健脾益肠就能解决的，而应寒热通补、健脾和中、燮理阴阳。按摩以下穴位，可和胃健脾、理气降逆，从而减轻症状。

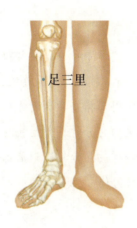
·足三里

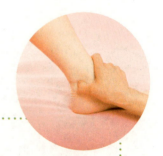

按揉足三里

【定位】犊鼻下3寸，胫骨前嵴外1横指处，犊鼻与解溪连线上。

【按摩】用拇指按顺时针方向按揉足三里约2分钟，然后按逆时针方向按揉约2分钟，以局部出现酸胀感为佳。

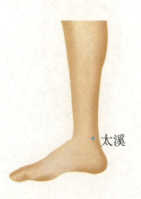
·太溪

点按太溪

【定位】内踝后方，当内踝尖与跟腱之间的凹陷处。

【按摩】用拇指点按太溪约2分钟，以局部出现酸胀感为佳。

第四章 善用效验穴，轻松搞定各种肠胃病

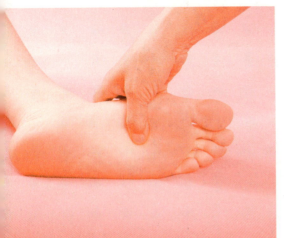

搓揉涌泉

【定位】足底前部凹陷处，第2、3趾趾缝纹头端与足跟连线的前1/3处。

【按摩】用拇指从足跟经过涌泉搓向足尖，用时约1分钟，然后按揉涌泉约1分钟，左右脚交替进行，以局部出现酸胀感为佳。

按揉大肠俞

【定位】第4腰椎棘突下，旁开1.5寸。

【按摩】用拇指指腹按揉大肠俞约1分钟，以局部出现酸胀感为佳。

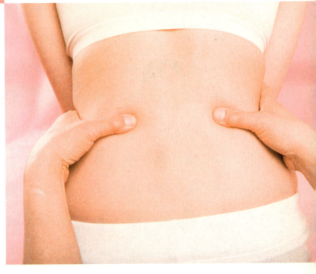

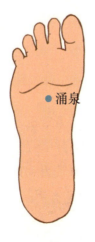

涌泉

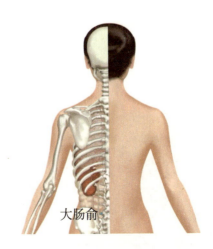

大肠俞

消化性溃疡

消化性溃疡多发生于胃和十二指肠，亦可发生于与胃酸、胃蛋白酶接触的其他部位，如食管下段、胃肠吻合术的吻合口、空肠憩室等。其临床特点为慢性过程，周期性发作，中上腹节律性疼痛。按摩以下穴位，可调理脾胃、滋养胃阴，从而达到抗消化性溃疡复发的效果。

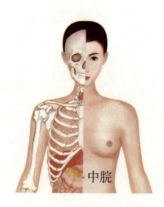
中脘

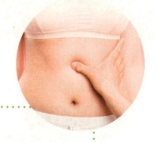

按揉中脘

【定位】前正中线上，当脐中上4寸。

【按摩】用拇指指腹按压中脘约30秒，然后按顺时针方向按揉约2分钟，以局部出现酸胀感为佳。

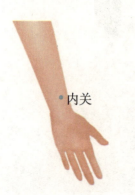
内关

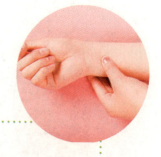

点按内关

【定位】腕横纹上2寸，掌长肌肌腱与桡侧腕屈肌肌腱之间。

【按摩】用拇指或食指点按内关约1分钟，以局部出现酸胀感为佳。

第四章 善用效验穴，轻松搞定各种肠胃病

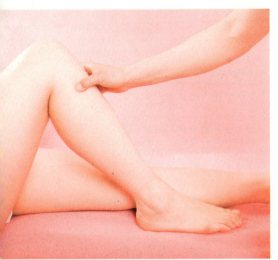
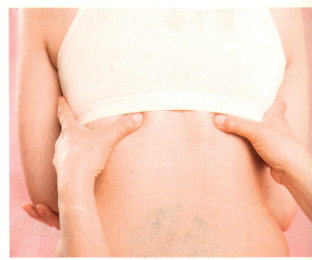

按揉足三里

【定位】犊鼻下3寸，胫骨前嵴外1横指处，犊鼻与解溪连线上。

【按摩】用拇指按顺时针方向按揉足三里约2分钟，然后按逆时针方向按揉约2分钟，以局部出现酸胀感为佳。

按揉脾俞

【定位】第11胸椎棘突下，旁开1.5寸。

【按摩】用双手拇指按在脾俞上，其余四指附着在肋骨上，按揉脾俞约2分钟。

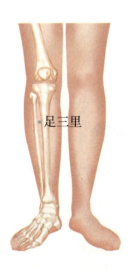

足三里

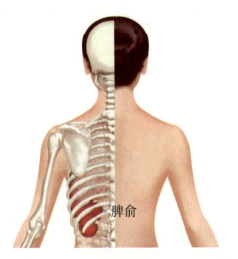

脾俞

胃下垂

胃下垂是由于膈肌悬力不足，支撑内脏器官的韧带松弛，或腹内压降低，腹肌松弛，导致站立时胃大弯抵达盆腔，胃小弯弧线最低点降到髂嵴连线以下。此病在中医属于虚证，脾气虚衰是根本的原因。按摩以下穴位，可扶脾健胃，辅助治疗胃下垂。

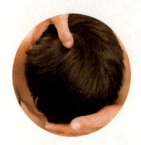

按压百会

【定位】前发际正中直上5寸，头顶正中心。

【按摩】用拇指指腹按压百会60～80次，以局部出现酸胀感为佳。

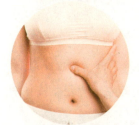

按压中脘

【定位】前正中线上，当脐中上4寸。

【按摩】用拇指指腹按压中脘60～80次，以局部出现酸胀感为佳。

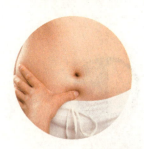

按压气海

【定位】前正中线上，当脐中下1.5寸。

【按摩】用拇指指腹按压气海60～80次，以局部出现酸胀感为佳。

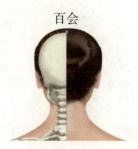

百会

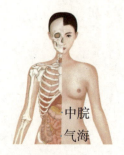

中脘
气海

第四章 善用效验穴，轻松搞定各种肠胃病

按压关元
【定位】前正中线上，当脐中下3寸。
【按摩】用拇指指腹按压关元60～80次，以局部出现酸胀感为佳。

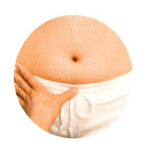

按压足三里
【定位】犊鼻下3寸，胫骨前嵴外1横指处，犊鼻与解溪连线上。
【按摩】用拇指按压足三里60次，以局部出现酸胀感为佳。

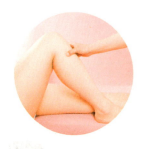

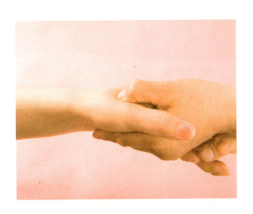

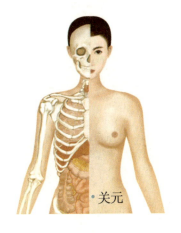

·关元

按压合谷
【定位】手背上第1、2掌骨间，第2掌骨桡侧中点处。
【按摩】先用右手的拇指按压左侧合谷60～80次，再用左手的拇指按压右侧合谷60～80次，以局部出现酸胀感为宜。

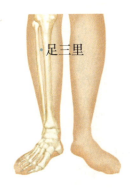

·足三里

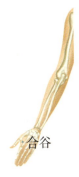

·合谷

慢性胃炎

慢性胃炎系指不同病因引起的各种慢性胃黏膜炎性病变,是种常见病,其发病率在各种胃病中居首位,属中医"胃脘痛""痞满"等范畴。中医认为本病由气滞、脾虚、血瘀等诸邪阻滞于胃或胃络失养所致。按摩以下穴位可降气、祛瘀、通脐,对慢性胃炎有较好的疗效。

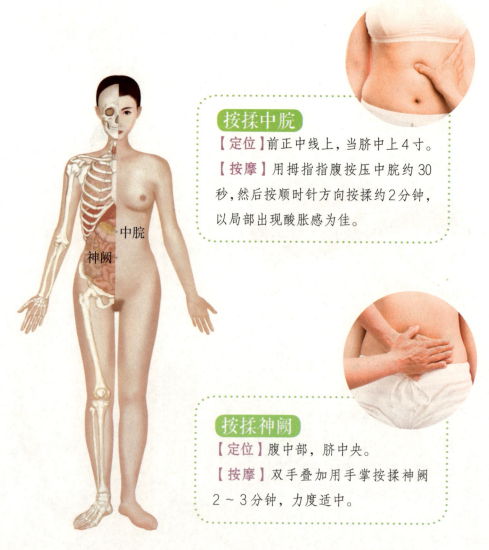

按揉中脘
【定位】前正中线上,当脐中上4寸。
【按摩】用拇指指腹按压中脘约30秒,然后按顺时针方向按揉约2分钟,以局部出现酸胀感为佳。

按揉神阙
【定位】腹中部,脐中央。
【按摩】双手叠加用手掌按揉神阙2～3分钟,力度适中。

第四章 善用效验穴,轻松搞定各种肠胃病

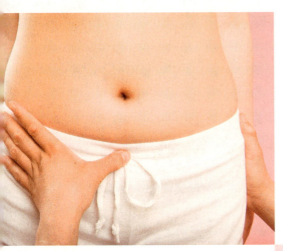

点按关元

【定位】前正中线上,当脐中下3寸。

【按摩】用拇指指腹轻轻点按关元约2分钟,力度适中。

按揉足三里

【定位】犊鼻下3寸,胫骨前嵴外1横指处,犊鼻与解溪连线上。

【按摩】用拇指按顺时针方向按揉足三里约2分钟,然后按逆时针方向按揉约2分钟,以局部出现酸胀感为佳。

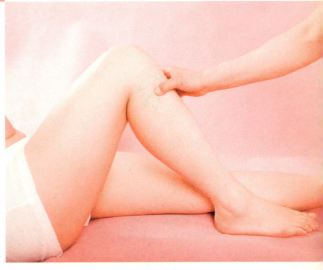

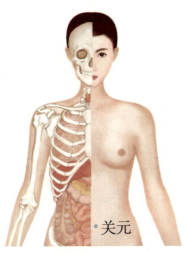

关元

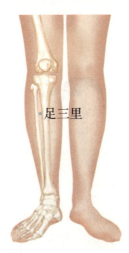

足三里

慢性腹泻

慢性腹泻属于功能性腹泻,指的是肠功能紊乱引起的腹泻,包括结肠过敏、情绪性、消化不良引起的腹泻,属中医"泄泻""下利"等范畴。中医认为,引起腹泻的最基本因素是脾胃功能失常,正所谓"泄泻之本,无不由于脾胃"。按摩以下穴位,可和胃健脾、行气消滞、培元固本,可辅助治疗慢性腹泻。

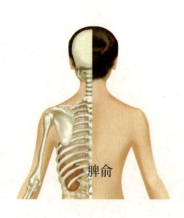
脾俞

按揉脾俞
【定位】第11胸椎棘突下,旁开1.5寸。
【按摩】用两手拇指按在脾俞上,其余四指附着在肋骨上,按揉脾俞约2分钟。

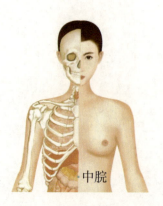
中脘

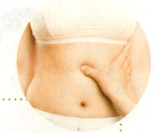

按揉中脘
【定位】前正中线上,当脐中上4寸。
【按摩】用拇指指腹按压中脘约30秒,然后按顺时针方向按揉约2分钟。

第四章 善用效验穴，轻松搞定各种肠胃病

按揉天枢
【定位】横平脐中，前正中线旁开 2 寸。
【按摩】用拇指指腹按压天枢约 30 秒，然后按顺时针方向按揉约 2 分钟。

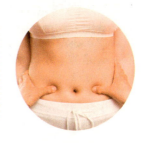

按揉气海
【定位】前正中线上，当脐中下 1.5 寸。
【按摩】用拇指指腹按压气海约 30 秒，然后按顺时针方向按揉约 2 分钟。

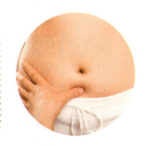

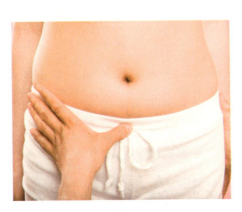

点按关元
【定位】前正中线上，当脐中下 3 寸。
【按摩】用拇指指腹轻轻点按关元约 2 分钟。

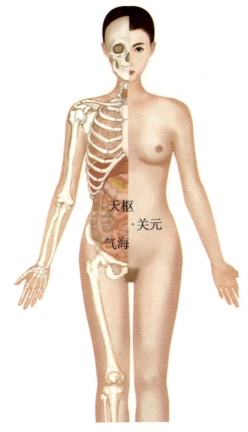

点按阳陵泉

【定位】小腿外侧,当腓骨头前下方凹陷处。

【按摩】用拇指指腹按顺时针方向按揉阳陵泉约2分钟,然后按逆时针方向按揉约2分钟。

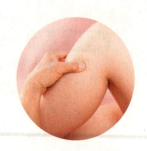

按揉足三里

【定位】犊鼻下3寸,胫骨前嵴外1横指处,犊鼻与解溪连线上。

【按摩】用拇指按顺时针方向按揉足三里约2分钟,然后按逆时针方向按揉约2分钟。

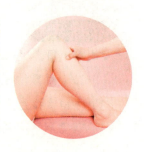

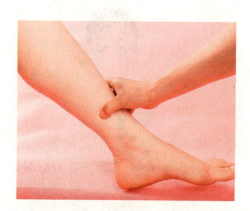

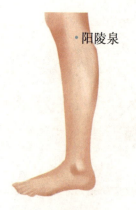

・阳陵泉

按揉三阴交

【定位】足内踝尖上3寸,胫骨内侧缘后方。

【按摩】用拇指按顺时针方向按揉三阴交约2分钟,然后按逆时针方向按揉约2分钟。

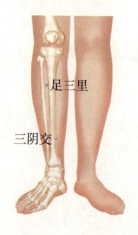

・足三里

三阴交

便秘

便秘是指由大肠传导功能失常导致的以大便排出困难、排便时间或排便间隔时间延长为临床特征的一种大肠疾病。其病因是多方面的，其中主要的有外感寒热之邪，内伤饮食情志，病后体虚，阴阳气血不足等。按摩以下穴位，可缓解便秘症状。

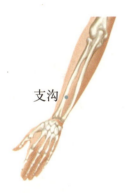

支沟

按揉支沟

【定位】腕背横纹上3寸，尺骨与桡骨之间。

【按摩】用拇指指腹按压支沟约30秒，然后按顺时针方向按揉约2分钟。

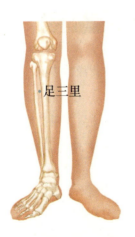

足三里

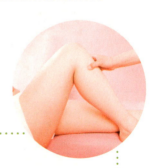

按揉足三里

【定位】犊鼻下3寸，胫骨前嵴外1横指处，犊鼻与解溪连线上。

【按摩】用拇指指腹按顺时针方向按揉足三里约2分钟，然后按逆时针方向按揉约2分钟。

按揉上巨虚

【定位】当犊鼻下6寸,距胫骨前缘1横指(中指)。

【按摩】用拇指指端按压上巨虚约30秒,然后按顺时针方向按揉约2分钟。

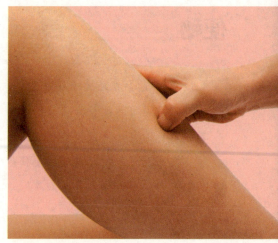

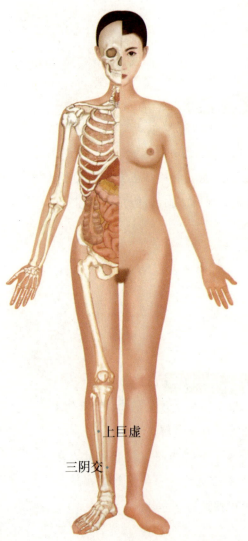

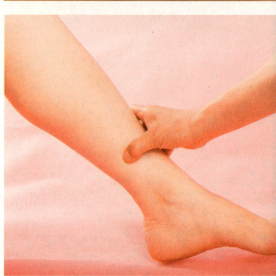

按揉三阴交

【定位】足内踝尖上3寸,胫骨内侧缘后方。

【按摩】用拇指指腹按顺时针方向按揉三阴交约2分钟,然后按逆时针方向按揉约2分钟。

痔疮

痔疮是指直肠下端黏膜和肛管远侧段皮下的静脉曲张团块呈半球状隆起的肉球。外痔在肛门边常有增生的皮瓣，发炎时疼痛；内痔便后可见出血，颜色鲜红；痔核可出现肿胀、疼痛、瘙痒、流水、出血等症状，大便时会脱出肛门。中医认为，饮食不节，燥热内生，下迫大肠，久坐、负重、远行等使气血运行不畅而致瘀血，热与血相搏，气血纵横，筋脉交错，结滞不散而形成痔疮。按摩以下穴位即可缓解其症状。

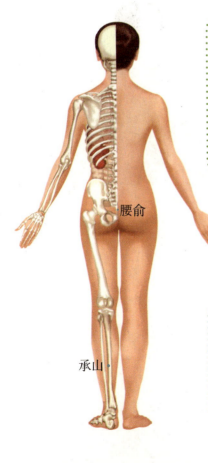

按揉承山

【定位】小腿后侧，当小腿伸直时腓肠肌两肌腹与肌腱交角处（三角形凹陷处）。

【按摩】用拇指指腹按揉承山30～50次。

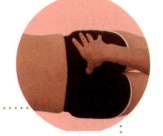

按压腰俞

【定位】正对骶管裂孔，后正中线上。

【按摩】用中指指端按压腰俞30～50次。

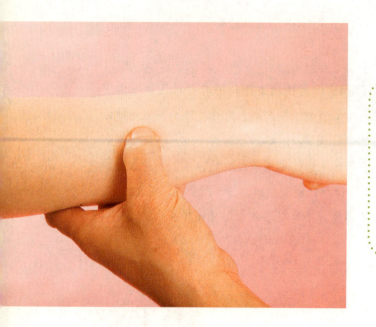

按揉支沟

【定位】手背腕横纹中点上3寸，尺骨与桡骨之间。

【按摩】用拇指指腹轻轻按揉支沟30~50次。

随时自我按摩

臀部往中央夹紧，肛门往里缩，然后放松，反复进行，每天半个小时即可。只要有时间，不管是坐着、站着均可进行练习。

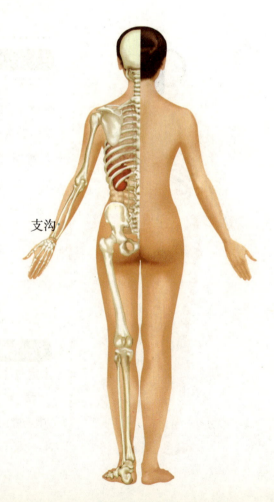

支沟

第五章

善用效验穴,让肝胆病无处遁形

养肝护胆常用效验穴

肝俞 —— 护肝之主穴

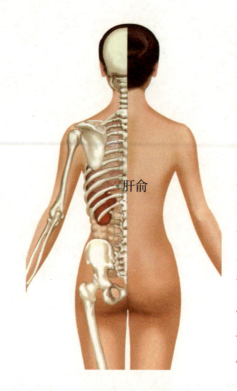

肝俞属足太阳膀胱经，为肝之背俞穴，是治疗肝胆疾患的要穴。除可用于治疗脊背疼痛等局部病症外，还善于治疗肝胆疾患（如黄疸、胁痛）及目系疾患（如视物模糊、夜盲）等。经常刺激肝俞可起到调肝护肝的作用。肝胆相照，肝功能正常，血气充足，也有助于胆的健康。

用拇指指腹按揉肝俞100～200次，每天坚持，能够治疗急性及慢性肝炎、黄疸、失眠多梦等症。

【定位】 第9胸椎棘突下，旁开1.5寸。

胆俞 —— 护肝还有这『相照』穴

胆俞属足太阳膀胱经，为胆之背俞穴，内应胆腑，善于外散胆腑之热，具有疏肝解郁、理气止痛的作用，是治疗胆囊炎、坐骨神经痛、风湿性关节炎、肝炎等病的重要穴位。刺激胆俞不仅对胆腑有很好的保养作用，肝胆相照，刺激胆俞也有助于护肝。

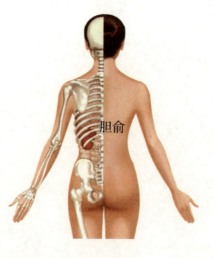

【定位】 第10胸椎棘突下，旁开1.5寸。

第五章 善用效验穴，让肝胆病无处遁形

按压胆俞时，一面吐气一面用力按压6秒，每遍按压5次，每天5遍，可治疗慢性肝炎。

期门别名肝募，属足厥阴肝经，为肝之募穴，足太阴脾经、足厥阴肝经、阴维脉的交会穴。具有疏肝理气、通络止痛的作用。主肝胆实证，以治疗肝胆气滞所致的胁部疼痛胀满为主。

现代人熬夜几乎成了家常便饭，久而久之就会出现疲劳、没有食欲等症状，其实这是肝向你发出的"危险信号"。这时可以试着按摩一下期门。由于这个穴位与脏腑比较接近，所以经常用来治疗脏腑方面的疾病。期门相当于肝的"幕僚"，肝遇到麻烦了，它就会站出来帮"将军之官"——肝"排忧解难"。《伤寒论》即认为此穴为疏泄肝胆的首选穴位，对调理肝脏有很好的效果，临床上常用它来治疗肝炎。刺激这个穴位时可以采用按揉的方式，以感到酸胀得气时为佳，每次按摩时间在2～3分钟之间。每天抽出一定时间来刺激一下期门，既可护肝，又没有任何副作用，还可为你省去不菲的医药费。不过需要提醒大家一句，这个穴位处的皮肤比较薄，按摩时不要太用力。

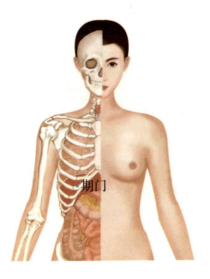

期门

消除胸胁胀痛的顺气穴

【定位】

乳头正下方，第6肋间隙，前正中线旁开4寸。

阳陵泉

疏肝理气治胆囊炎

【定位】小腿外侧，当腓骨头前下方凹陷处。

阳陵泉别名阳之陵泉、阳陵，属足少阳胆经，为足少阳胆经的合穴，八会穴之筋会，五行属土。具有疏肝利胆、和解少阳、清热利湿、祛风散邪、舒筋活络、缓急止痛的作用。主胆、下肢病症，以治疗肝胆湿热及下肢经筋病症为主。

每天坚持揉阳陵泉和阳陵泉下1寸的胆囊穴，就能很好地预防慢性胆囊炎的复发。患有慢性胃炎，老是泛酸、吐酸水也可以按揉阳陵泉。

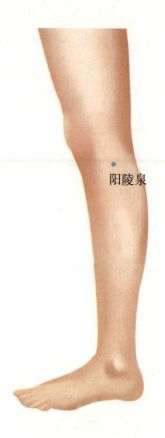

大敦

不抱怨不生气的养肝穴

【定位】足大趾末节外侧，距趾甲角0.1寸。

大敦别名水泉、大顺，属足厥阴肝经，为足厥阴肝经的井穴，五行属木。具有疏肝理气、调经止淋、回阳救逆、镇痉宁神的作用。主下焦证，以治疗月经病、前阴病为主。

许多人白天工作繁忙，身体疲倦，晚上躺在床上却无法入睡，早上醒来神不清、气不爽，身体倦怠，一点精神也没有，这种症状在30～40岁的人中

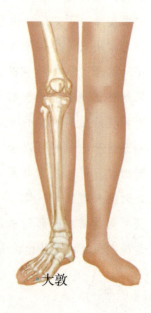

第五章　善用效验穴，让肝胆病无处遁形

非常普遍。如何缓解这种焦躁的情绪呢？不妨试试指压大敦。脚拇趾是一般所说足厥阴肝经的起始处，足厥阴肝经由此依序到生殖器、肝、脑、眼等处。因此指压大敦，能使头脑清晰、眼睛明亮。指压时强压7～8秒后再慢慢吐气。每日就寝前重复10次左右。指压大敦有速效性，因此迟醒的早上，不妨在床上加以指压，以消除疲倦感。

行间属足厥阴肝经，为足厥阴肝经的荥穴，五行属火。具有清肝泻热、凉血安神、息风活络的作用。主热证，以治疗肝胆热证为主。

按摩行间可疏肝理气，调畅气机，比较适合肝郁气滞或肝火旺的人。脸色发黄的女性经常按摩这个穴位，有助于改善皮肤状况。对肝病患者来说，按摩行间虽然不能根治肝病，却能疏通肝经，调畅气血，改善肝功能，有效缓解病情。

按摩的时候，用拇指点按在行间的位置，轻轻按揉3分钟左右，稍微用力，以感觉压痛为度。如果懒得用手按，也可以光脚，用一只脚的拇趾去踩另一只脚行间的位置，这样时不时踩一下，也能够起到疏肝理气的作用。

经常抽烟、喝酒或者患有肝病的人可以点燃艾炷来刺激行间，即每天把点燃的艾炷挂在行间上方，停留10分钟左右，每天热灸1次。这种方法对酒精肝、脂肪肝、肝硬化有很好的辅助治疗作用。

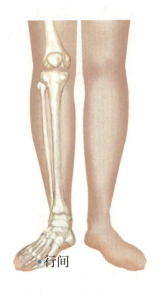
·行间

消除肝脏郁结的去火穴　行间

【定位】

足背侧，在第1、2趾间，趾蹼缘的后方赤白肉际处。

按摩理疗肝胆疾病

慢性肝炎

慢性肝炎是指由乙型、丙型、丁型肝炎病毒引起的，病程持续6个月以上的肝脏坏死和炎症。人患肝炎后，会产生一系列的临床症状，如全身乏力、不思饮食、腹胀、失眠、肌肉关节疼痛等，长久不能消除。肝区不适及疼痛者，取肝俞、胆俞、章门及中脘等穴位，用轻揉慢按手法按摩可减轻疼痛。

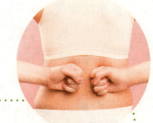

点按肝俞
【定位】第9胸椎棘突下，后正中线旁开1.5寸。
【按摩】用拇指点按肝俞80～100次。

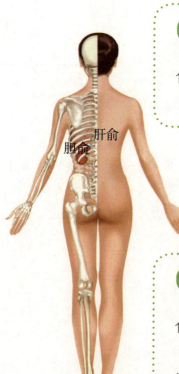

点揉胆俞
【定位】第10胸椎棘突下，后正中线旁开1.5寸。
【按摩】握拳，用四指掌指关节突起部点揉胆俞80～100次。

第五章 善用效验穴，让肝胆病无处遁形

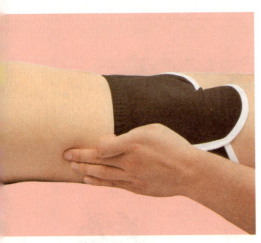

按压章门
【定位】侧腹部，当第11肋游离端的下方。
【按摩】用中指指端按压章门80~100次。

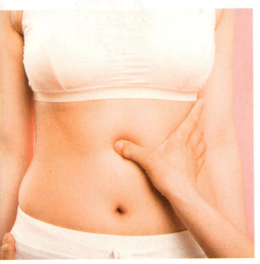

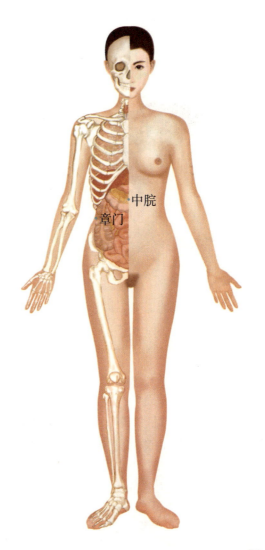

按揉中脘
【定位】脐中上4寸，前正中线上。
【按摩】用拇指指端呈圈状按摩中脘1分钟。

酒精性肝炎

酒精性肝炎是长期大量饮酒导致的肝脏疾病，严重酗酒时可诱发广泛性肝细胞坏死甚至肝衰竭。治疗酒精性肝炎的首要方法是戒酒，其疗效与肝病的严重程度有关。按摩以下穴位能平肝固肾，缓解头晕耳鸣、头胀痛、目赤肿痛等肝病患者的常见症状。

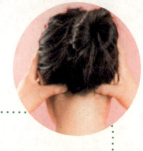

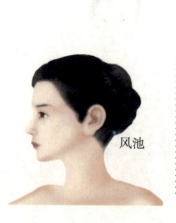

风池

按揉风池

【定位】在枕骨之下，胸锁乳突肌与斜方肌上端之间的凹陷处。

【按摩】用拇指指腹或将食指、中指两指并拢，用力环行按揉风池，同时头部尽力向后仰，以局部出现酸胀感为宜。

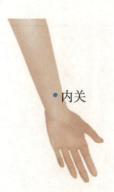

内关

点按内关

【定位】腕横纹上2寸，掌长肌肌腱与桡侧腕屈肌肌腱之间。

【按摩】用拇指或食指点按内关约1分钟，以局部出现酸胀感为佳。

第五章 善用效验穴，让肝胆病无处遁形

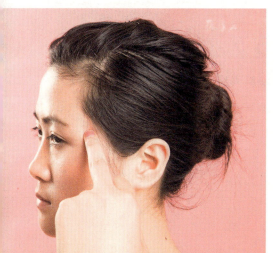

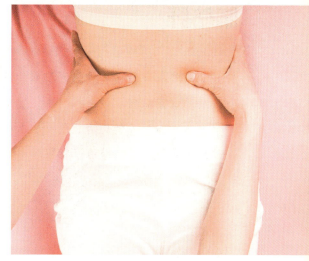

按揉太阳

【定位】眉梢与目外眦之间，向后约1横指的凹陷处。

【按摩】将拇指或中指指腹按于太阳，顺时针方向按揉2分钟，以局部出现酸胀感为佳。

按揉肾俞

【定位】第2腰椎棘突下，后正中线旁开1.5寸。

【按摩】用拇指按压肾俞1分钟，然后按顺时针方向按揉约1分钟，再按逆时针方向按揉约1分钟。

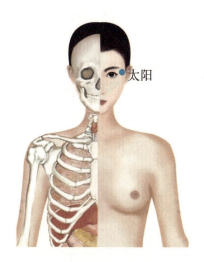

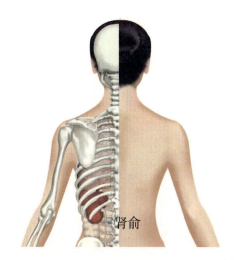

脂肪肝

脂肪肝是指由各种原因引起的肝细胞内脂肪堆积过多的病变。轻度脂肪肝患者仅有疲乏感，中、重度患者有类似慢性肝炎的表现，可有食欲不振、疲倦乏力、恶心、呕吐、肝区或右上腹隐痛等症状。按摩以下穴位，可辅助治疗脂肪肝。

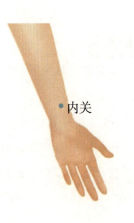

点按内关

【定位】腕横纹上2寸，掌长肌肌腱与桡侧腕屈肌肌腱之间。

【按摩】用拇指或食指点按内关100～200次，以局部出现酸胀感为佳。

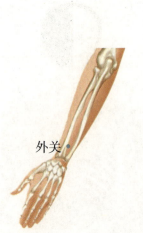

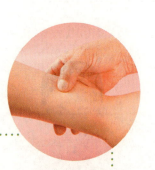

按压外关

【定位】腕背横纹上2寸，尺骨与桡骨之间。

【按摩】用拇指按压外关100～200次，以局部出现酸胀感为佳。

第五章 善用效验穴,让肝胆病无处遁形

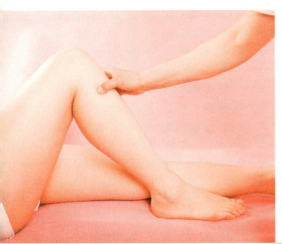

按压足三里
【定位】犊鼻下3寸,胫骨前嵴外1横指处,犊鼻与解溪连线上。
【按摩】用拇指按压足三里100～200次,以局部出现酸胀感为佳。

按揉大椎
【定位】后正中线上,第7颈椎棘突下凹陷中。
【按摩】用拇指按顺时针方向按揉大椎约2分钟,然后按逆时针方向按揉约2分钟。

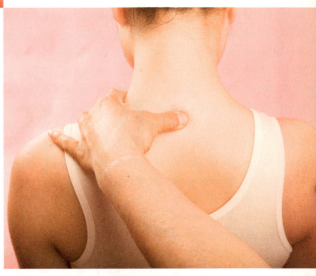

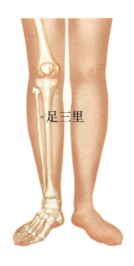

足三里

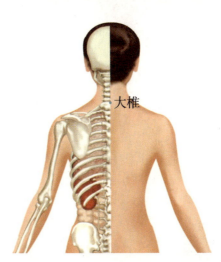

大椎

慢性胆囊炎

慢性胆囊炎是常见的胆囊慢性炎症病变，多与胆结石并存，但非结石性的慢性胆囊炎也不少见。本病是急性胆囊炎的后遗症。患者常感受右上腹隐痛，或针刺样疼痛或胀痛，尤以晚餐后明显，或放射到右肩部，伴胸闷嗳气、厌烦油腻、恶心、呕吐、口苦、咽干、易烦，有时伴低热。按摩以下穴位，可疏通经络、消炎止痛，辅助治疗该病。

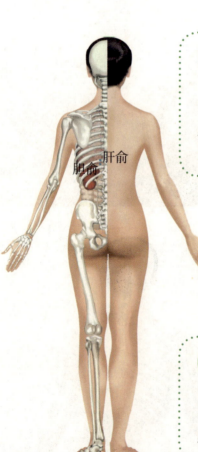

按揉肝俞

【定位】第9胸椎棘突下，旁开1.5寸。

【按摩】用拇指指腹按顺时针方向按揉肝俞约2分钟，然后按逆时针方向按揉约2分钟，以局部出现酸胀感为佳。

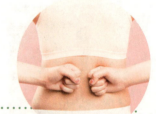

点按胆俞

【定位】第10胸椎棘突下，旁开1.5寸。

【按摩】握拳，用四指掌指关节突起部点揉胆俞80～100次。

第五章 善用效验穴，让肝胆病无处遁形

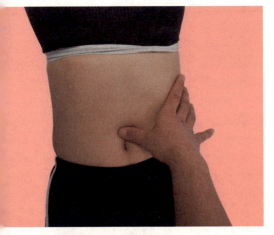

点按水分
【定位】前正中线上，脐中上1寸。

【按摩】用拇指指腹点按水分30～50次。

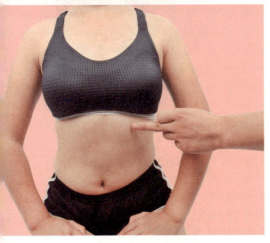

点按日月
【定位】第7肋间隙，前正中线旁开4寸。

【按摩】用拇指或中指指腹点按日月30～50次。

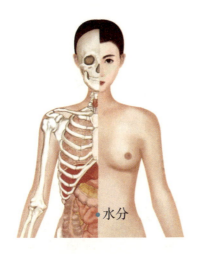

水分

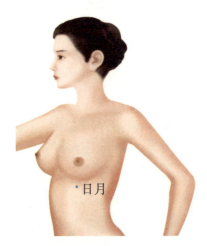

日月

点按天枢

【定位】横平脐中,前正中线旁开2寸。

【按摩】用拇指指腹点按天枢30~50次。

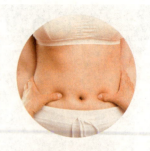

点按阳陵泉

【定位】小腿外侧,当腓骨头前下方凹陷处。

【按摩】用拇指指腹点按阳陵泉30~50次。

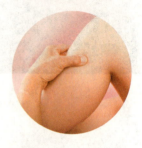

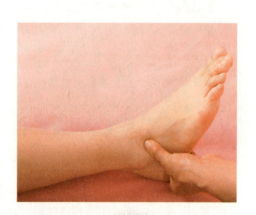

点按丘墟

【定位】外踝的前下方,当趾长伸肌肌腱的外侧凹陷处。

【按摩】用拇指指腹点按丘墟30~50次。

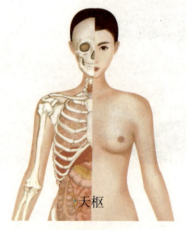

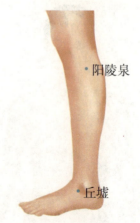

第六章

善用效验穴，全面调理心脑血管病

保护心脑血管 效验穴

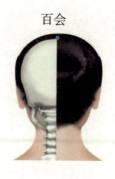
百会

百会别名巅上、天满，属督脉，为督脉、足太阳膀胱经的交会穴（一说为手三阳经、足三阳经、督脉之交会穴）。具有醒神志、苏厥逆、平肝息风、升阳固脱的作用。主脑、二阴病症，以治疗头面病症、神志病及中气下陷性病症为主。

百会是人体经脉汇聚最多的穴位，它能治的病症非常多，特别是与头部相关的疾病。主治头痛、眩晕、中风失语、癫狂、泄泻、健忘、不寐、阴挺，还有降血压等作用。如血压升高时，用手掌紧贴百会呈顺时针旋转，每次做40圈，可以宁神清脑，降血压。

另外，百会对那些下垂病也有作用。因为百会可以升提阳气，所以对脱肛、子宫脱垂、胃下垂等病很有作用。

百会 —— 保养头部的首选穴

【定位】前发际正中直上5寸，头顶正中心。

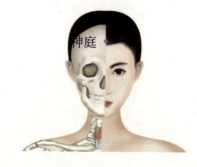
神庭

神庭别名发际，属督脉，主要管理的就是身体中的神经系统。有清头散风、镇静安神的功效。刺激神庭有益于促进大脑的发育，提高智力，配伍头部其他穴位，更能缓解头部不适症状。

如果患者感到自己脑袋昏沉，或者是情绪波动比较大，那么每天按摩这个穴位50～100下。长期按摩，可防治高脂血症、记忆力减退、结膜炎、精神分裂症等病症。

神庭 —— 安神醒脑清头风

【定位】前发际正中直上0.5寸。

第六章 善用效验穴，全面调理心脑血管病

天柱属足太阳膀胱经，具有清心泻热、镇静安神、通络止痛的功效。主后头痛、项强、肩背腰痛、鼻塞、目痛、癫狂痫、热病。

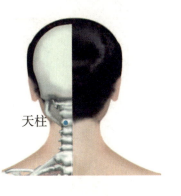

当你感到疲乏困倦时，不妨按摩天柱。按摩天柱可以起到提神醒脑、去疲劳的功效。在夫妻生活时，也可以用拇指轻轻抚摸天柱以及周围，会让女性有一种触电般的酥麻感觉，能充分达到前戏的效果。

按摩天柱也可以防中暑。将拇指贴住天柱，把小指和食指贴在眼尾附近，然后头部慢慢歪斜，利用头部的重量压迫拇指来按摩天柱。

天柱
提神醒脑去疲劳

【定位】
颈后部，横平第2颈椎棘突上际，斜方肌外缘凹陷处。

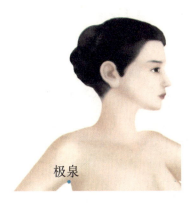

极泉属手少阴心经。具有宽胸理气、通经活络的作用。主治上肢病症，以治疗上肢筋病及心脑疾病为主。

在自我保健中如果用弹拨手法按压极泉，能够迅速改善因气血不畅引起的心悸、胸闷、气短、呼吸困难、失眠、神经衰弱等症状。具体方法是双臂交叉于胸前，用手指适度地按摩捏拿对侧腋窝，每次按捏约3分钟；然后，上举左手，用右手手掌拍打左腋下，再上举右手，用左手手掌拍打右腋下，每次拍打30～50次，反复操作5遍。

极泉
强健心脏、缓解胸闷

【定位】
腋窝顶点，腋动脉搏动处。

阴郄

补阴养血、除心烦

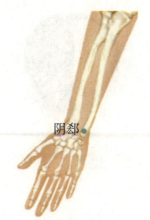

阴郄别名石宫、少阴，属手少阴心经。具有清心安神、开窍除热、凉血止血的功效。俗话说，"阴郄多治血，阳郄多治疼"，指的是阴经的郄穴多用来治疗血分的疾病，而阳经的郄穴则多用来治疗疼痛性疾病。

阴郄可以预防和治疗心脏疾病。用手指指腹按压阴郄穴位，按摩时要注意力度适中，每次按摩5分钟，每天按摩2次。

【定位】
前臂掌侧，当尺侧腕屈肌肌腱的桡侧缘，腕横纹上0.5寸。

神门

提神醒脑防老年痴呆

神门别名兑冲、中都，为手少阴心经的腧穴、原穴，五行属土。具有镇静、安神、宁心、通络的作用。主心疾及神志病。神门为治疗精神病和心脏病的要穴。

神门能鼓舞头面部气血，用脑后和缓地按揉神门，能够解除疲乏，振作精神；救急时重力按陷神门，有助于提神醒脑。按摩时，一手屈曲张掌，掌心向上，置于胸前，另一手四指由前臂外侧托在下方，拇指指端放在神门处，用指端甲缘按掐，一掐一松，连做14次。之后，换另一侧，连做1分钟。

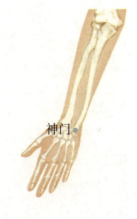

【定位】
腕掌侧横纹尺侧端，尺侧腕屈肌肌腱的桡侧凹陷处。

第六章　善用效验穴，全面调理心脑血管病

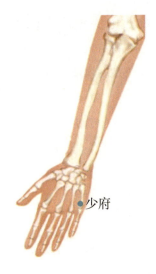
●少府

安全有效的『清心丸』

少府

少府别名兑骨，属手少阴心经，为手少阴心经的荥穴，五行属火。具有发散心火、行气活血的作用。

每天坚持按摩此穴3～5分钟，有助于清心除烦，不但可以治疗夏季炎热所导致的失眠，对于那些手脚总爱发热，常莫名的恐惧、焦虑、恼怒的人，以及眼睛红赤等症亦有显著疗效。

【定位】
手掌面，第4、5掌骨之间。

曲泽属手厥阴心包经，为手厥阴心包经的合穴，五行属水。具有活血化瘀、清营凉血的作用。主心、胃肠病症，以治疗血瘀证及热证为主。

如果曲泽一揉就很痛，那就证明有瘀滞点在这块儿瘀着呢。这时候一定要把瘀滞点打通，打通以后曲泽就通了。用拇指指腹按压曲泽，其余四指握在手臂上，注意按压时力度要适中，每次5分钟，每日2次。

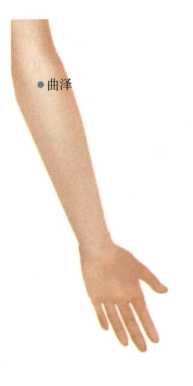
●曲泽

可除去胸闷病

曲泽

【定位】
肘横纹中，当肱二头肌肌腱的尺侧缘。

内关 — 心脏的保健要穴

内关别名阴维,属手厥阴心包经,为手厥阴心包经的络穴,八脉交会穴之一,通阴维脉。具有宽胸理气、和胃降逆、活血通络、调神安神的作用。主心、胃病症,以治疗消化系统疾病、循环系统疾病及神志病症为主。

哮喘急性发作:按揉内关可稳定情绪,缓解支气管平滑肌痉挛,从而控制哮喘。

阵发性心动过速:心率突然增至每分钟120次以上,患者自觉心悸、眩晕、头昏眼花等。按揉内关可使心率迅速下降到正常范围。

心动过缓:每分钟心率在40~60次以内,患者自觉头晕、胸闷、心悸、气短。按揉内关同样可使心率增加到正常范围,显示出内关对心率有双向调节作用。

值得注意的是,每次按揉内关的时间应该控制在20~30分钟,按揉的强度应以患者能耐受为度。

【定位】
腕横纹上2寸,掌长肌肌腱与桡侧腕屈肌肌腱之间。

劳宫 — 强健心脏常用穴

劳宫为手厥阴心包经的荥穴,五行属火。具有清心除烦、安神的作用。主心病症,以治疗心火证(虚火、实火)为主。

汗为心之液,人在紧张、焦虑时,手心出汗明显,在中医属于心神不安、心火妄动,因此劳宫可缓解出汗。刺激时以拇指按压劳宫,其余四指置于手背处,拇指用力按压揉动30秒到1分钟即可。

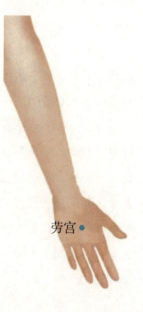

【定位】
手掌心,当第2、3掌骨之间偏于第3掌骨,握拳屈指时中指尖处。

第六章 善用效验穴，全面调理心脑血管病

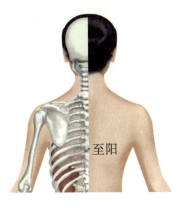

缓解心慌胸闷的宽心穴 至阳

至阳别名肺底，属督脉，具有利胆退黄、宽胸利膈的功效。至阳位于背部，背属阳，督脉为阳脉，七为阳数，故本穴为阳之极，可助脾阳除湿热，治疗黄疸、胁肋疼痛、四肢重痛。本穴位于背部，故可治疗胸背痛；督脉循行脊中，本穴属督脉，故又可治疗脊强。

心绞痛发作时，需在背部两肩胛骨内侧区域寻找一阳性反应点，可重点在厥阴俞、心俞、至阳等穴附近按压，寻找压痛最明显的穴位，用手指用力点按、弹拨该穴3～6分钟，对心绞痛发作能起到缓解作用。

【定位】后正中线上，第7胸椎棘突下凹陷中。

梳理胸中闷气 膻中

膻中别名胸膛、上气海，属任脉，为八会穴之气会穴，心包的募穴，手太阴肺经、足太阴脾经、手少阴心经、足少阴肾经、任脉的交会穴。具有宽胸理气、调畅气机的作用。主气滞、气逆证，以治疗上焦气滞、气逆证为主。

双手交叉，握空心拳，然后捶打这个穴位。经常捶打这里，可舒展心气，驱散邪气、闷气和郁气，而且还有排泄毒气、延年益寿的效果。也可每天按揉此穴100下，时间2～3分钟，便可达到"气和志适，则喜乐由生"的效果。揉的时候注意四指并拢，然后用指腹轻轻地做顺时针的环形揉动或者从上到下按摩，千万别从下向上推。

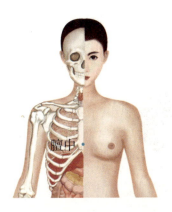

【定位】前正中线上，两乳头连线的中点。

按摩理疗心脑血管病

健脑养神

按摩健脑养神穴位可用于脑的保健,此法对脑力劳动后,或思虑过度引起的头昏脑涨、精神不振、记忆力减退等症状都有较好的治疗作用,持之以恒就会收到很好的效果。

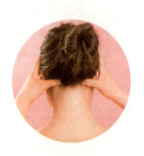

按揉风池

【定位】枕骨之下,胸锁乳突肌与斜方肌上端之间的凹陷中。

【按摩】用拇指的指尖按在颈后部的风池上,逐渐用力向下按压,配合切法、振法,等到穴位上出现酸胀感后,再做环形的揉动,直到酸胀的感觉传到同侧的前额区。然后移指向下按揉颈后约2分钟,如此反复地进行4~6次。

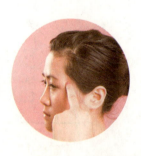

按揉太阳

【定位】眉梢与目外眦之间,向后约1横指的凹陷处。

【按摩】用双手的拇指或中指指端,同时按在两侧的太阳上,逐渐用力按揉,待酸胀的感觉自穴位处扩散到头的两侧后,再继续按揉约2分钟,反复进行5~7次的效果最佳。

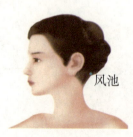

风池

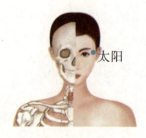

太阳

第六章 善用效验穴,全面调理心脑血管病

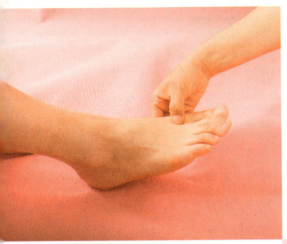

按揉太冲

【定位】足背侧,当第1跖骨间隙的后方凹陷处。

【按摩】用拇指指尖按揉太冲,以切、振、刺的手法,配以指尖击打的手法等交替进行,最好是在晚上睡觉前进行,每次按10分钟左右。

点按攒竹

【定位】眉头凹陷中,额切迹处。

【按摩】屈肘,两臂放在桌子上,双手呈半握拳状,以食指的指端附着在眉头下缘的攒竹上,逐渐用力向穴位的上方顶压,采用切法、揉法,等到穴位的周围和眼睛的区域有酸胀的感觉时,再按压2分钟后松指,如此反复地进行4~6次即可。

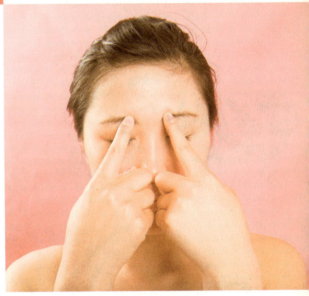

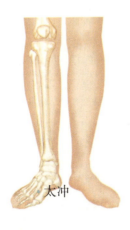

太冲

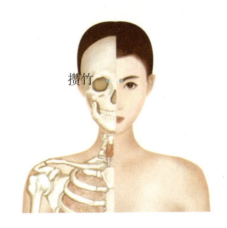

攒竹

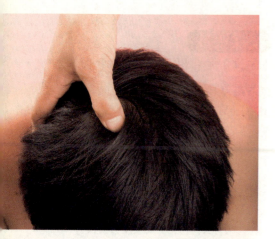

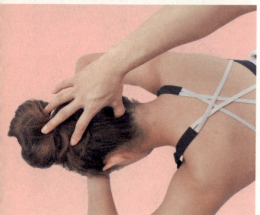

按揉百会

【定位】前发际正中直上5寸，头顶正中心。

【按摩】用拇指指尖，按在头顶正中处的百会上，用力地切按，待穴位处出现酸胀感并向全头部放散，再维持这种感觉2分钟后就停止切按，如此反复4～6次的效果最佳。

按揉风府

【定位】枕外隆凸直下，两侧斜方肌之间凹陷中。

【按摩】双手往后位于头的后部，掌心向头，两食指的指端同时从风府由上而下按揉至哑门，按揉时要配合振法、切法，待酸胀感向头顶部扩散，维持2分钟左右再停止按揉，如此反复5～7次。

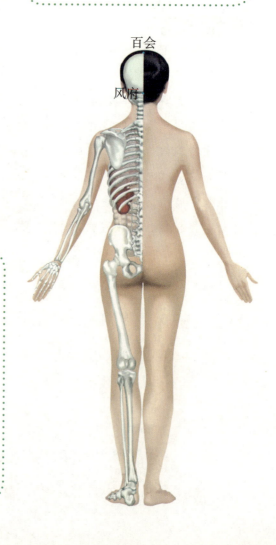

第六章 善用效验穴，全面调理心脑血管病

养心安神

中医认为"心藏神，主血脉"，心主宰着人的精神、情绪、思维。按摩以下穴位能活血通脉，补养心肌，改善心脏功能，镇静安神，促进睡眠，使人的血脉充盈，心神气血调和，精力充沛，思维敏捷。

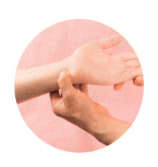

掐按神门

【定位】腕掌侧横纹尺侧端，尺侧腕屈肌肌腱的桡侧凹陷处。

【按摩】用拇指指尖垂直掐按本穴，每次1～3分钟，早、晚各1次，每天坚持按摩，可通经活络、安神养心。

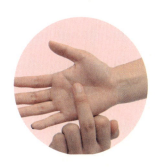

按压劳宫

【定位】手掌心，当第2、3掌骨之间偏于第3掌骨，握拳屈指时中指尖处。

【按摩】在双手劳宫处夹住一核桃之类的硬物，使其在本穴上来回旋转按摩，每次1～3分钟，长期坚持按摩，可有效缓解疲乏劳累。用拇指指尖垂直按压本穴，每次1～3分钟，每天坚持按摩，可有效治疗神经衰弱。

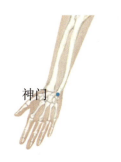

神门

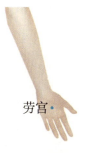

劳宫

心慌气短

心慌,中医上叫"心悸"。中医认为心慌与心气不足有关。这种病女性多见,如果不是器质性病变引起的严重心律失常,每天在家做些自我按摩效果会不错。

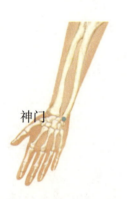
神门

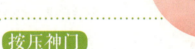

按压神门

【定位】腕掌侧横纹尺侧端,尺侧腕屈肌肌腱的桡侧凹陷处。

【按摩】用拇指指腹按压神门30~50次。

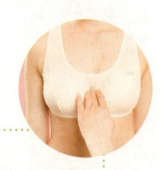

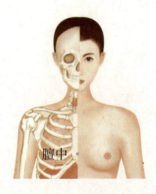
膻中

点按膻中

【定位】前正中线上,乳头连线的中点。

【按摩】用中指指腹点按膻中30~50次。

第六章 善用效验穴，全面调理心脑血管病

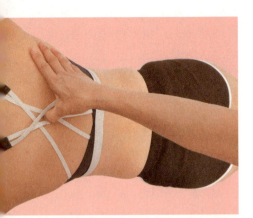

按压神道

【定位】后正中线上，第5胸椎棘突下凹陷中。

【按摩】用拇指指端按压神道30~50次。

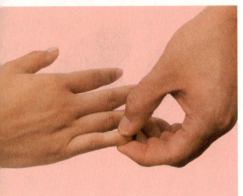

按压少冲

【定位】小指末节桡侧，距指甲角0.1寸。

【按摩】用拇指指端按压少冲30~50次，心悸发作时，可用牙齿轻轻咬住此穴。

随时自我按摩

空闲时，用左手捏住右手臂，从手臂根部（锁骨旁）轻轻往手腕方向按揉，或用手掌掌心摩擦相同部位。然后换右手按摩左手臂。

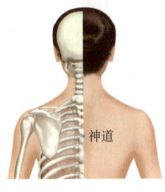
神道

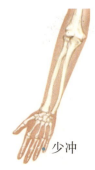
少冲

眩晕

眩晕以出现欲倾倒的感觉为主,或感到自身晃动、景物旋转,常伴有恶心、呕吐、出冷汗、心率过快等。中医认为,本病虚者居多,如阴虚则肝风内动,血少则脑失所养,气虚则清阳不升,精亏则髓海不足,这些均易导致眩晕。按摩以下穴位,取效甚捷。

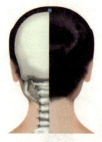

百会

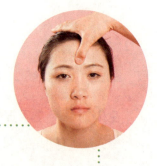

按压百会

【定位】前发际正中直上5寸,头顶正中心。

【按摩】用拇指按压百会约30秒,随后按揉2分钟。

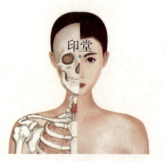

推抹印堂

【定位】两眉头间连线与前正中线之交点处。

【按摩】用拇指从鼻子向额头方向推抹印堂约2分钟。

第六章 善用效验穴，全面调理心脑血管病

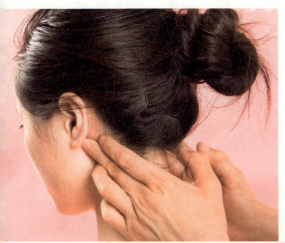

按揉翳风
【定位】耳垂后方，当乳突与下颌角之间的凹陷处。
【按摩】用中指按揉左右翳风3~5分钟。

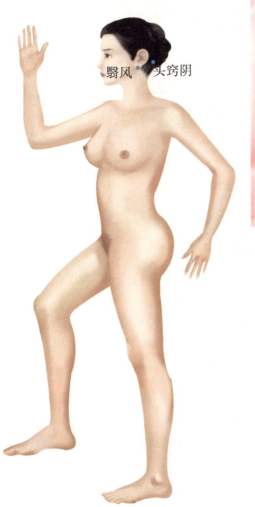

翳风　头窍阴

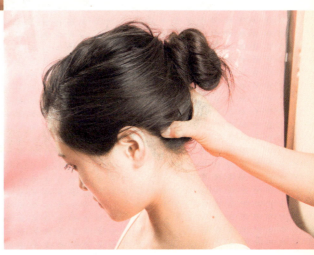

按压头窍阴
【定位】耳后乳突的后上方，天冲与完骨的弧形连线的上2/3与下1/3交点处。
【按摩】双手拇指同时着力，按压头窍阴1分钟。

神经衰弱

神经衰弱是因过度紧张、思虑过多或遭受某种刺激而导致神经功能失调，出现兴奋和抑制过程的不平衡，即神经功能紊乱。按摩特定经络和穴位可养血安神，双向调节大脑的兴奋和抑制活动，消除疲劳，恢复活力。

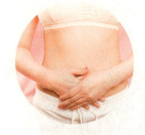

推摩胸腹部
【定位】胸腹部。
【按摩】用手掌推摩胸腹部20~30次。

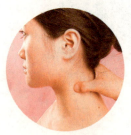

按揉后颈部及侧头部
【定位】后颈部及侧头部。
【按摩】按揉后颈部及侧头部20~30次。

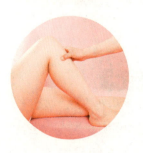

按压足三里
【定位】犊鼻下3寸，胫骨前嵴外1横指处，犊鼻与解溪连线上。
【按摩】用拇指按压足三里100~200次，以局部出现酸胀感为佳。

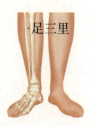

足三里

按揉三阴交

【定位】足内踝尖上3寸，胫骨内侧缘后方。

【按摩】用拇指指腹按揉三阴交30～50次，以局部出现酸胀感为宜。

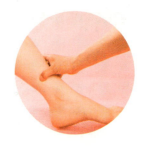

点按内关

【定位】腕横纹上2寸，掌长肌肌腱与桡侧腕屈肌肌腱之间。

【按摩】用拇指或食指点按内关100～200次，以局部出现酸胀感为佳。

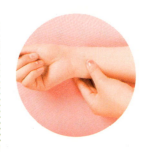

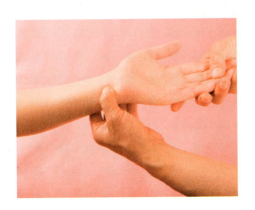

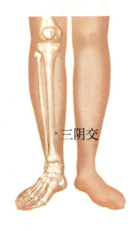

三阴交

按压神门

【定位】腕掌侧横纹尺侧端，尺侧腕屈肌肌腱的桡侧凹陷处。

【按摩】用中指指腹按压神门30～50次。

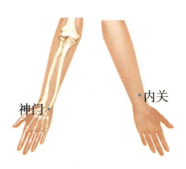

神门　内关

精神疲劳

精神疲劳主要表现为精神不振、头昏脑涨、全身酸软无力，常伴有头晕头痛、耳鸣、注意力不能集中、心烦失眠、健忘或失眠多梦等症状。按摩以下穴位能够安神镇静、调和气血，对迅速解除精神疲劳有很好的效果。

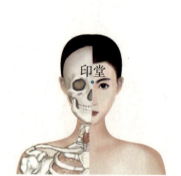

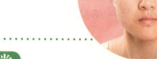

按揉印堂

【定位】两眉头间连线与前正中线之交点处。

【按摩】用中指指腹按顺时针、逆时针方向交替按揉印堂20～30圈。

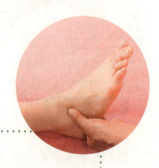

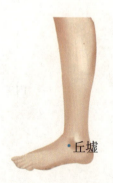

按压丘墟

【定位】外踝的前下方，当趾长伸肌肌腱的外侧凹陷处。

【按摩】用中指指端按压丘墟30～50次。

第六章 善用效验穴,全面调理心脑血管病

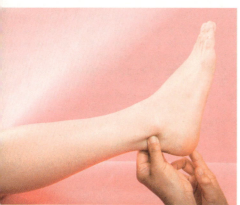

按压昆仑
【定位】外踝尖与跟腱之间的凹陷处。
【按摩】用拇指指端强力按压昆仑 30～50 次。

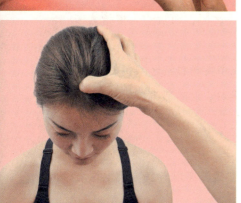

按揉神庭
【定位】前发际正中直上 0.5 寸。
【按摩】用拇指或中指指腹按揉神庭 30～50 次。

随时自我按摩

身体疲倦了,可将双手搓热,用中指指腹沿鼻翼两侧到脸颊按摩,再闭上眼睛,按摩眼部及其周围。

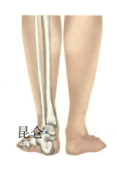

昆仑

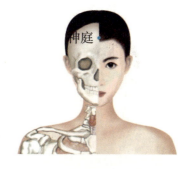

神庭

紧张性头痛

中医认为，头为元神之所属，"诸阳之会""清阳之府"，为髓海之所处。紧张性头痛属中医"头风病"范畴，多因瘀、风、湿、虚四者杂合而发病。按摩以下穴位可疏风清热、开窍镇痛。

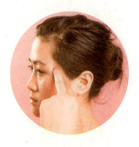

按揉太阳

【定位】眉梢与目外眦之间，向后约1横指的凹陷处。

【按摩】用双手拇指或中指指腹按于双侧的太阳，按顺时针方向按揉2分钟，以局部有酸胀感为佳。

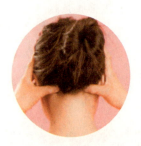

按揉风池

【定位】枕骨之下，胸锁乳突肌与斜方肌上端之间的凹陷中。

【按摩】用拇指指腹按揉风池30～50次，以出现酸胀感为度。

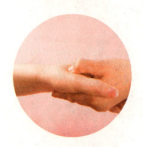

按揉合谷

【定位】手背上第1、2掌骨间，第2掌骨桡侧中点处。

【按摩】用拇指指腹按揉合谷30～50次，以出现酸胀感为度。

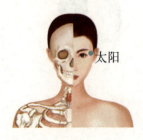
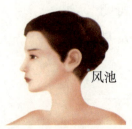
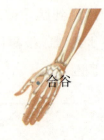

偏头痛

偏头痛是血管性头痛的一种，老年人常发生。偏头痛属于中医"头痛"范畴，呈周期性发作。平时的调养对减少偏头痛的发生很有益处。太阳为治疗头昏的首要穴，头维可通血脉，风池可平肝息风治头痛，与可降浊升清的上星合作，可有效缓解偏头痛。

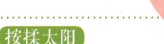

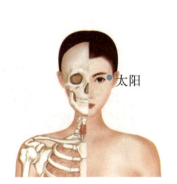

按揉太阳

【定位】眉梢与目外眦之间，向后约1横指的凹陷处。

【按摩】双手中指同时用力，按顺时针方向按揉太阳约2分钟，然后按逆时针方向按揉约2分钟。

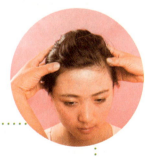

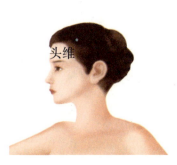

按揉头维

【定位】额角发际上0.5寸，头正中线旁4.5寸。

【按摩】用双手拇指同时按压两侧头维，自下向上按摩1分钟，再自上向下按摩1分钟。

按揉风池

【定位】枕骨之下，胸锁乳突肌与斜方肌上端之间的凹陷中。

【按摩】用拇指指腹或将食指、中指两指并拢，用力坏行按揉风池约2分钟，同时头部尽力向后仰。

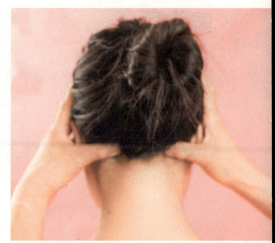

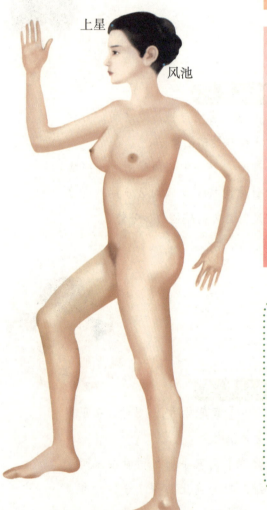

上星
风池

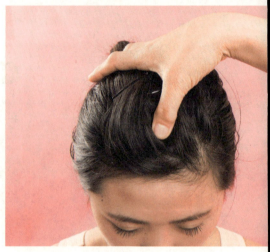

按揉上星

【定位取穴】前发际正中直上1寸。

【按摩方法】用拇指按顺时针方向按揉上星约2分钟，然后按逆时针方向按揉约2分钟。

失眠

中医认为失眠的主要病因是阴血不足，阴虚不受阳纳，或因邪扰，阳盛不及入阴导致阳盛阴衰，阴阳失交，神不归舍。而气血充足、经脉不通则是导致失眠的主要原因。在治疗上应以调整、平顺阴阳脏腑之功能和行气化瘀为原则。按摩以下穴位，可安神助眠。

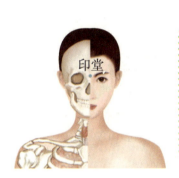

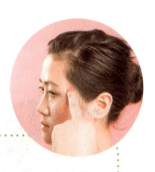

点按印堂

【定位】两眉头间连线与前正中线之交点处。

【按摩】以拇指指腹自下而上交替点按印堂30次。

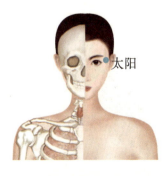

按揉太阳

【定位】眉梢与目外眦之间，向后约1横指的凹陷处。

【按摩】用拇指或中指指腹按顺时针方向按揉太阳2分钟，以局部有酸胀感为佳。

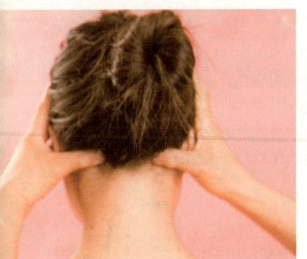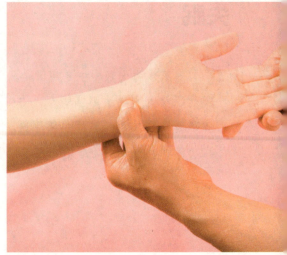

按揉风池

【定位】枕骨之下,胸锁乳突肌与斜方肌上端之间的凹陷中。

【按摩】用拇指指腹按揉风池30～50次,以出现酸胀感为度。

按揉神门

【定位】腕掌侧横纹尺侧端,尺侧腕屈肌肌腱的桡侧凹陷处。

【按摩】用拇指指腹按揉神门1～3分钟。

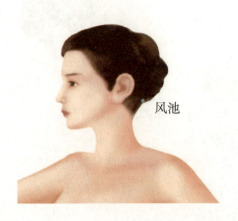
风池

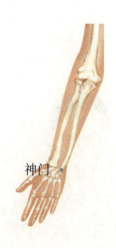
神门

健忘

健忘是指记忆力减退，遇事善忘的一种病症。中医认为本病多与心脾亏虚，肾精不足有关，亦可因气血逆乱，痰浊上扰所致。按摩以下穴位，可醒神健脑、益气补肾、化痰降浊。

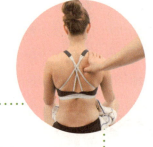

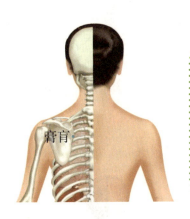

按压膏肓
【定位】第4胸椎棘突下，后正中线旁开3寸。
【按摩】用拇指指端按压膏肓1~3分钟。

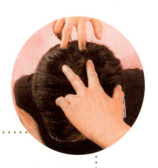

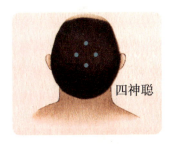

按压四神聪
【定位】百会前、后、左、右各1寸处，共4穴。
【按摩】用双手食指、中指指端同时按压四神聪1~3分钟。

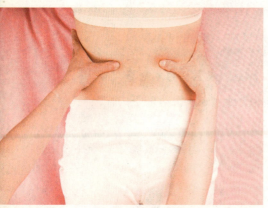

按揉肾俞
【定位】第2腰椎棘突下,后正中线旁开1.5寸。
【按摩】用拇指指腹按揉肾俞1~3分钟。

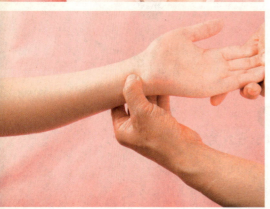

按揉神门
【定位】腕掌侧横纹尺侧端,尺侧腕屈肌肌腱的桡侧凹陷处。
【按摩】用拇指指腹按揉神门1~3分钟。

随时自我按摩

晚上先用热水泡泡脚;然后用手指按压脚底部,用掌心、手指摩擦脚外侧;再用手指指端点按,或用拇指、食指推拿脚背。如此可转移兴奋点,使大脑得到很好的休息,改善健忘。

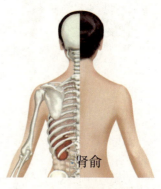
肾俞

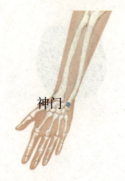
神门

贫血

贫血属中医"血虚"或"虚劳亡血"的范畴，是以血液携氧功能不足为共同表现的一类血液系统疾病的总称。中医认为，血液的生成与心、肝、脾等脏腑关系密切，故中医有"心主血，肝藏血，脾统血"之说。贫血的发生主要是先天不足，后天失养，心、肝、脾三脏虚弱或功能失调导致的，或饮食摄入不足、营养不良，或久病体虚、失血过多等原因引起。按摩以下穴位，可辅助治疗贫血。

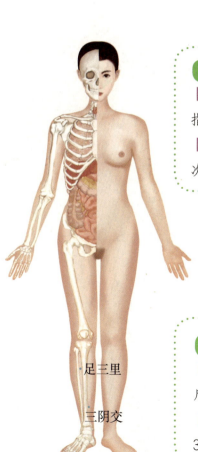

足三里

三阴交

按揉足三里

【定位】犊鼻下3寸，胫骨前嵴外1横指处，犊鼻与解溪连线上。

【按摩】用拇指指腹按揉足三里30～50次，以有酸胀感为宜。

按揉三阴交

【定位】足内踝尖上3寸，胫骨内侧缘后方。

【按摩】用拇指指腹按揉三阴交30～50次，以有酸胀感为宜。

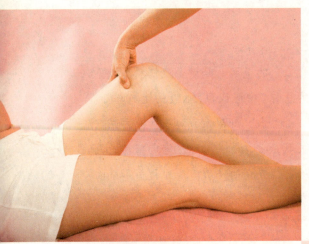

按揉血海

【定位】髌底内侧端上2寸,当股四头肌内侧头的隆起处。

【按摩】用拇指指腹按揉血海30～50次,以有酸胀感为宜。

按揉神门

【定位】腕掌侧横纹尺侧端,尺侧腕屈肌肌腱的桡侧凹陷处。

【按摩】用拇指指腹按揉神门30～50次,以有酸胀感为宜。

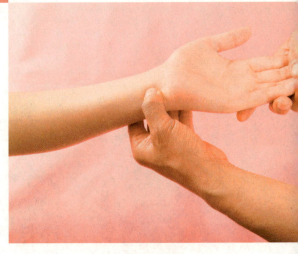

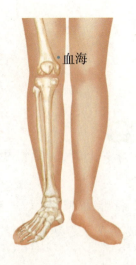

血海

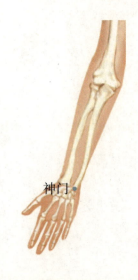

神门

高血压

高血压由多种后天环境因素作用，使正常血压调节机制失代偿所致，并与吸烟、肥胖、血脂升高、家族病史等相关，属中医"眩晕""头痛"等范畴。按摩风池可平肝息风，按摩涌泉可滋阴益肾，按摩百会可缓解疲劳，配合按摩太阳，可以辅助治疗高血压。

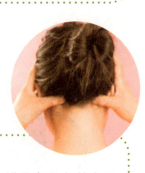

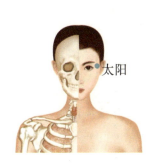

按揉太阳

【定位】眉梢与目外眦之间，向后约1横指的凹陷处。

【按摩】双手中指同时用力，按顺时针方向按揉太阳约2分钟，然后按逆时针方向按揉约2分钟，以局部出现酸胀感为佳。

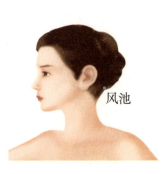

按揉风池

【定位】枕骨之下，胸锁乳突肌与斜方肌上端之间的凹陷中。

【按摩】用拇指指腹或食指、中指两指并拢，用力环行按揉风池，同时头部尽力向后仰，以局部出现酸胀感为佳。

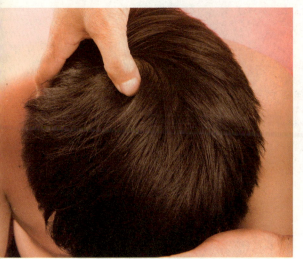
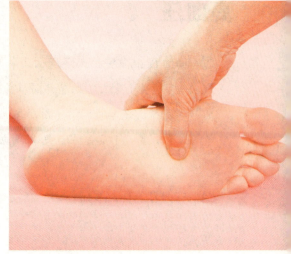

按揉百会

【定位】前发际正中直上5寸，头顶正中心。

【按摩】用拇指按压百会约30秒，按顺时针方向按揉约1分钟，然后按逆时针方向按揉约1分钟，以局部出现酸胀感为佳。

搓揉涌泉

【定位】足底前部凹陷处，第2、3趾趾缝纹头端与足跟连线的前1/3处。

【按摩】用拇指从足跟经过涌泉搓向足尖，用时约1分钟，然后按揉涌泉约1分钟，左右脚交替进行，以局部出现酸胀感为佳。

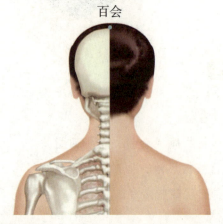

百会

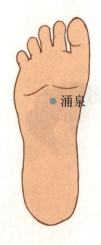

涌泉

心律失常

心律失常指心搏频率、节律，以及心脏冲动的起源传导等任何一项异常，属中医"心悸病"范畴。其基本病机或因痰浊、瘀血、气滞等使气机逆乱致心神不安，或因气、血、阴、阳之虚损使心失养。按摩以下穴位，可达养血、补心、安神之效，辅助治疗心律失常。

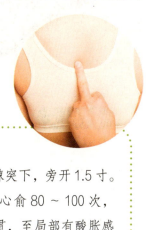

点按心俞

【定位】第5胸椎棘突下，旁开1.5寸。
【按摩】拇指点按心俞80～100次，力度适中，手法连贯，至局部有酸胀感即可。

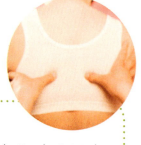

按揉膈俞

【定位】第7胸椎棘突下，旁开1.5寸。
【按摩】双手拇指指腹同时用力，按顺时针方向按揉膈俞约2分钟，然后按逆时针方向按揉约2分钟，以局部出现酸胀感为佳。

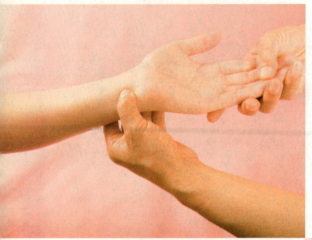

点按神门

【定位】腕掌侧横纹尺侧端,尺侧腕屈肌肌腱的桡侧凹陷处。

【按摩】用拇指点按神门80~100次,力度适中,手法连贯,至局部有酸胀感即可。

点按内关

【定位】腕横纹上2寸,掌长肌肌腱与桡侧腕屈肌肌腱之间。

【按摩】用拇指或食指点按内关80~100次,以局部出现酸胀感为佳。

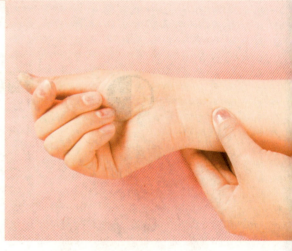

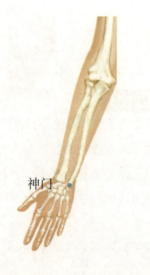

神门

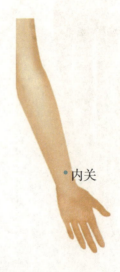

内关

高脂血症

高脂血症指血液中胆固醇和甘油三酯的浓度超过正常值。其病因与过食肥甘、肥胖、精神焦虑紧张、吸烟、喝大量咖啡及遗传因素有关，常继发于糖尿病、动脉粥样硬化、肾病综合征、慢性胰腺炎。按摩以下穴位有行气活血的功效，可辅助治疗气滞血瘀型高脂血症。

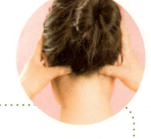

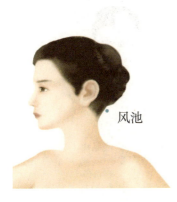

按揉风池

【定位】 枕骨之下，胸锁乳突肌与斜方肌上端之间的凹陷中。

【按摩】 用拇指指腹或食指、中指两指并拢，用力环行按揉风池，同时头部尽力向后仰，以局部出现酸胀感为宜。

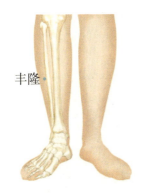

按揉丰隆

【定位】 小腿前外侧，当外踝尖上8寸，条口外，距胫骨前缘2横指（中指）。

【按摩】 用拇指指面着力于丰隆之上，垂直用力，向下按压，按而揉之，以局部出现酸胀感为佳。

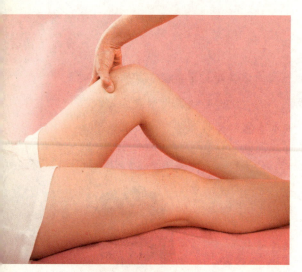

按揉血海

【定位】髌底内侧端上2寸，当股四头肌内侧头的隆起处。

【按摩】用拇指按顺时针方向按揉血海约1分钟，然后按逆时针方向按揉约1分钟，以局部出现酸胀感为佳。

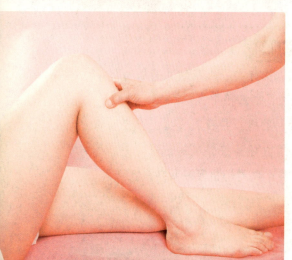

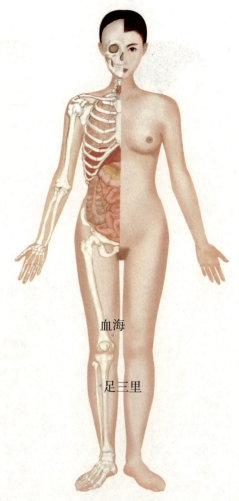

血海

足三里

按揉足三里

【定位】犊鼻下3寸，胫骨前嵴外1横指处，犊鼻与解溪连线上。

【按摩】用拇指按顺时针方向按揉足三里约2分钟，然后按逆时针方向按揉约2分钟，以局部出现酸胀感为佳。

动脉粥样硬化

动脉粥样硬化是动脉硬化血管病中常见的一种。中医认为，此病多由于饮食不节、过食肥甘厚味之物，加之脾虚湿盛，痰饮内停，或经常肝郁不舒，气滞血瘀而成。按摩膻中可畅通心脉使其不气滞；关元具有缓解头晕的作用，配合印堂和百会清头明目、疏通经络的作用可以治疗动脉粥样硬化引起的头昏、头痛。

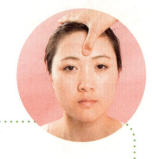

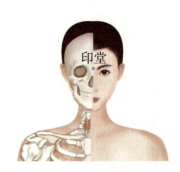

推按印堂

【定位】两眉头间连线与前正中线之交点处。

【按摩】用拇指或中指指腹推按印堂50～60次。

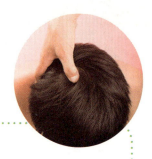

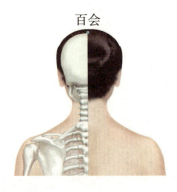

按揉百会

【定位】前发际正中直上5寸，头顶正中心。

【按摩】用拇指按压百会约30秒，然后按顺时针方向按揉约1分钟，按逆时针方向按揉约1分钟。

做自己的中医 特效穴位按摩大全

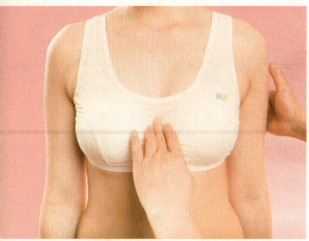

指推膻中

【定位】前正中线上，两乳头连线的中点。

【按摩】用中指自下而上推膻中约2分钟，以局部出现酸胀感为佳。

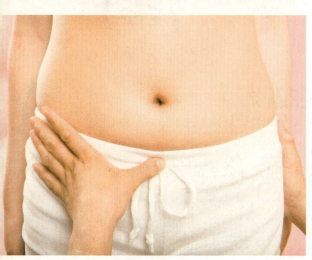

点按关元

【定位】前正中线上，当脐中下3寸。

【按摩】用拇指指腹轻轻点按关元约2分钟，以局部出现酸胀感为佳。

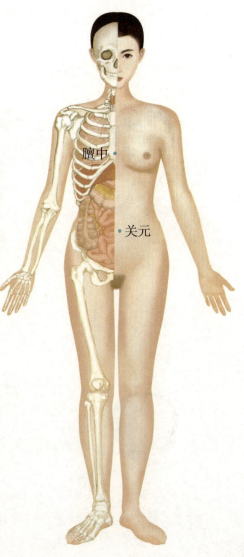

冠心病

冠心病是由冠状动脉粥样硬化而引起心肌缺血、缺氧的一种心脏病，属于中医"真心痛""胸痹""厥心痛"等范畴，由劳伤心脾、痰饮内生、肝郁阴伤或年高肾虚所致。按揉心俞、膈俞、肺俞，以健脾益气、补益心气、行气活血；点按内关，以补心安神、通络宁心。四穴配伍共达养血、补心、安神之效，可有效缓解冠心病的不适症状。

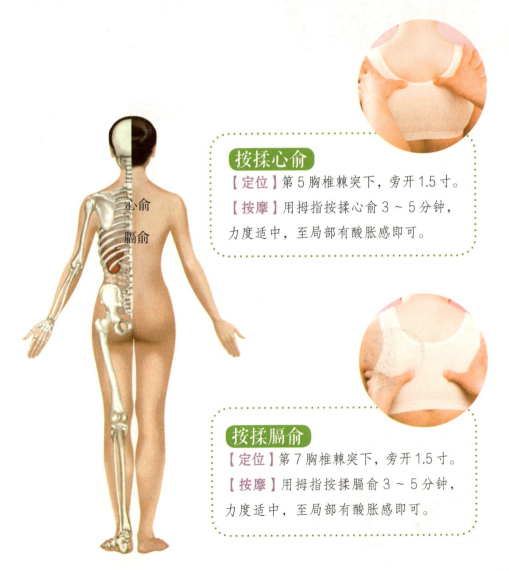

按揉心俞
【定位】第5胸椎棘突下，旁开1.5寸。
【按摩】用拇指按揉心俞3～5分钟，力度适中，至局部有酸胀感即可。

按揉膈俞
【定位】第7胸椎棘突下，旁开1.5寸。
【按摩】用拇指按揉膈俞3～5分钟，力度适中，至局部有酸胀感即可。

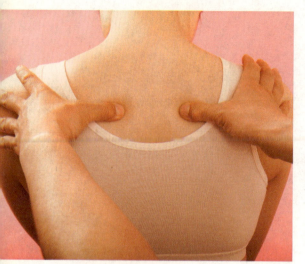
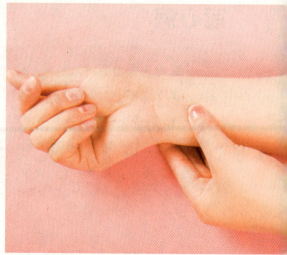

按揉肺俞

【定位】第3胸椎棘突下，旁开1.5寸。

【按摩】用拇指按揉肺俞3～5分钟，力度适中，至局部有酸胀感即可。

点按内关

【定位】腕横纹上2寸，掌长肌肌腱与桡侧腕屈肌肌腱之间。

【按摩】用拇指或食指点按内关约1分钟，以局部有酸胀感为佳。

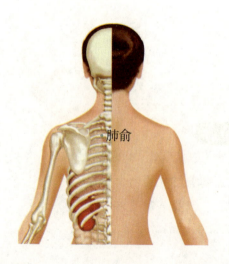

肺俞

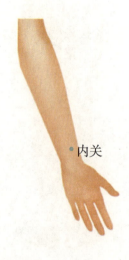

内关

第七章

善用效验穴,挥别妇科疾病

妇科疾病

效验穴

隐白

『妇科御医』

【定位】
足大趾末节内侧，趾甲角旁开0.1寸。

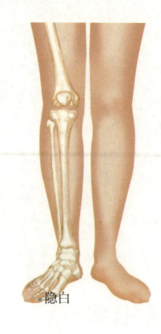
·隐白

隐白别名鬼眼、足少商、阴白，属足太阴脾经，为足太阴脾经的井穴，五行属木。具有调血统血、扶脾温脾、清心宁神、温阳回厥的作用。主脾胃、子宫、阴器病症，以治疗慢性出血及妇科病为主。

用拇指和食指分别掐按双足隐白，每天坚持3～5分钟，力度以穴位微有胀痛感为宜，能缓解脾运化能力差所引起的腹胀、消化不良及女性崩漏等病症。或者采用艾灸的方法，每天坚持3～5分钟。

三阴交

妇科疾病首选穴

【定位】
足内踝尖上3寸，胫骨内侧缘后方。

三阴交别名承命、太阴、大阴，属足太阴脾经，系足太阴脾经、足厥阴肝经、足少阴肾经三经之交会穴。具有滋阴补肾、疏肝理气、健脾利湿、调和气血、通经活络等功能。主子宫、精宫病症及阴虚证，以治疗泌尿生殖系统和消化系统病症为主。

三阴交对于女性的生理痛、脚底肿胀、过胖过瘦（增肥减肥）、手脚冰冷、冷感症、更年期综合征等疾病有特效。此外，对胃酸、食欲不振也有效。

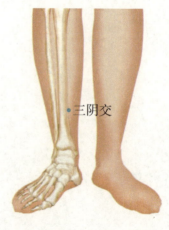
·三阴交

第七章 善用效验穴，挥别妇科疾病

血海别名百虫窠、血郄，属足太阴脾经，具有活血化瘀、补血养血、散风透疹、止痒、引血归经的作用。"血海"义为血之归聚处，具有调血的作用，可用于治疗与血有关的多种疾病，尤其妇科经血病症。

由于血海是足太阴脾经上的穴位，而脾与血关系密切，脾经统血如果出现问题，气血运行不畅，就会导致血不润肤而出现皮肤干燥；气血瘀阻于面部就会出现黄褐斑、雀斑。按摩血海可以促进血液循环，使气血运行通畅，从而改善皮肤干燥的程度，减轻黄褐斑、雀斑。用拇指指端行揉法，或用拇指和食指、中指对称行提拿法，拿3～5次，揉10～30次，这样慢慢充分刺激，长期坚持还可以达到瘦小腿的目的。

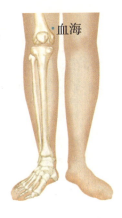

补血养血治经闭

血海

【定位】

髌底内侧端上2寸，当股四头肌内侧头的隆起处。

肾俞别名少阴俞、高盖，属足太阳膀胱经，为肾的背俞穴，具有补益肾精、强壮腰脊、聪养耳窍的作用，主肾虚证，以治疗泌尿系统、生殖系统病症为主。

经常按压肾俞可以强壮肾气，增强肾的功能，尤其对月经不调、性冷淡有帮助。因此，月经不调的女性不妨试试按摩肾俞，以摆脱月经不调的烦恼。每日临睡前，坐于床边垂足解衣，闭气，舌抵上腭，目视头顶，双手摩擦双侧肾俞，每次10～15分钟。每日散步时，双手握空拳，边走边击打双侧肾俞，每次击打30～50次。

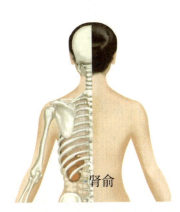

强壮肾气治月经不调

肾俞

【定位】

第2腰椎棘突下，后正中线旁开1.5寸。

天池 女性宝穴

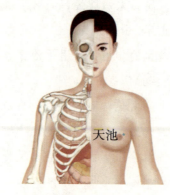

天池别名天会，属手厥阴心包经。有清肺理气、止咳平喘、化痰散结的功效。主咳嗽、痰多、胸闷、气喘、胸痛等心肺病症，以及腋肿、乳痈、乳少、瘰疬。

天池是手厥阴心包经和足厥阴肝经交接的点，最容易瘀阻。现在好多人有乳腺增生、乳腺炎等乳腺疾病，都是首先在这里出现瘀阻。女士们平时一定要坚持每天用掌跟转着揉它，顺着它捋，可以很好地防治乳腺增生。

天池还能治瘰疬，因为肝里的浊气在这里行不通，就会形成血瘀痰结。所以，打通天池，实为防治淋巴结结核的治本之法。

晚间顺时针按摩天池100次，然后逆时针按摩100次，有助于心阳运转，气血流动，还对养心护心非常重要。

【定位】
当第4肋间隙，乳头外1寸，前正中线旁开5寸。

带脉 调经止带治便秘

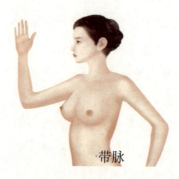

每天晚上睡觉前，围着带脉敲击30～50圈，重点在带脉上敲击50～100下，对于恢复带脉的约束能力、减除腰腹部的脂肪是非常有用的。

敲带脉还有一个效果，就是当你因中气不足而满头大汗、半天也解不出大便时，就马上开始敲，头两天不会感觉有什么效果，敲1周以后，再敲时大便就会很通畅了。这是老年人防治大便不通最简捷的方法。

【定位】
侧腹部，第11肋骨游离端下方垂线与脐水平线的交点上。

按摩理疗妇科病

月经不调

月经不调是一种常见的妇科疾病，主要是指妇女的月经周期、经量、经色、经质发生异常改变，包括月经先期、月经后期、月经过多、月经过少，甚至闭止，并连续超过3个周期者。本病多因寒冷、疲劳、精神刺激和一些全身性疾病导致体内雌激素分泌失调、自主神经功能紊乱所致。按摩相关穴位能调和脏腑，活血通络，行气调经，治疗各种月经不调。

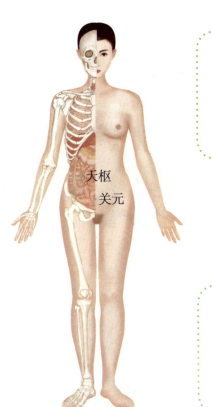

点按天枢

【定位】横平脐中，前正中线旁开2寸。

【按摩】用拇指指腹轻轻点按天枢约2分钟，以局部有酸胀感为宜。

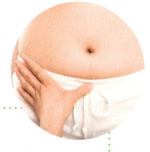

点按关元

【定位】前正中线上，当脐中下3寸。

【按摩】用拇指指腹轻轻点按关元约2分钟，以局部有酸胀感为宜。

按揉血海

【定位】髌底内侧端上2寸,当股四头肌内侧头的隆起处。

【按摩】用拇指指腹按揉血海80~100次,力度由轻至重再至轻。

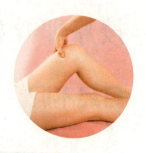

按揉三阴交

【定位】足内踝尖上3寸,胫骨内侧缘后方。

【按摩】用拇指按顺时针方向按揉三阴交约2分钟,然后按逆时针方向按揉约2分钟。

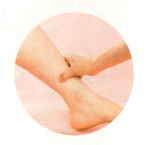

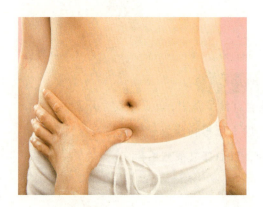

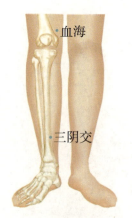

按揉气海

【定位】前正中线上,当脐中下1.5寸。

【按摩】用拇指指腹按压气海约30秒,然后按顺时针方向按揉约2分钟,以局部出现酸胀感为佳。

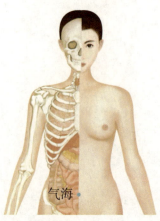

经间期出血

两次月经之间发生周期性出血，称为"经间期出血"。经间期是冲任阴精充实，阴气渐长，由阴盛向阳盛转化的生理阶段。若肾阴不足，脾气虚弱，湿热扰动或瘀血阻遏，使阴阳转化不协调，则发生本病。按摩以下穴位，可调摄冲任阴阳平衡，辅助治疗此症。

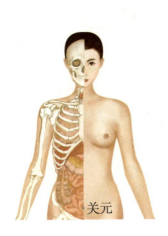

点按关元

【定位】前正中线上，当脐中下3寸。

【按摩】用拇指指腹轻轻点按关元约2分钟，以局部有酸胀感为宜。

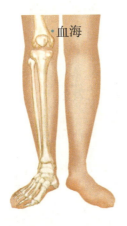
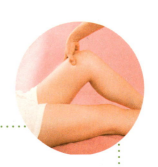

按揉血海

【定位】髌底内侧端上2寸，当股四头肌内侧头的隆起处。

【按摩】用拇指指腹按揉血海100～200次，力度由轻至重再至轻。

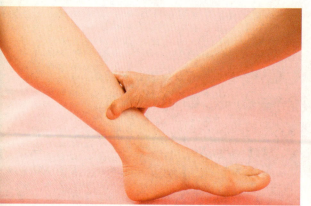
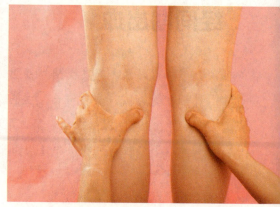

按揉三阴交

【定位】足内踝尖上3寸，胫骨内侧缘后方。

【按摩】用拇指按顺时针方向按揉三阴交约2分钟，然后按逆时针方向按揉约2分钟。

按揉地机

【定位】阴陵泉下3寸，胫骨内侧缘后际。

【按摩】用拇指按顺时针方向按揉地机约2分钟，然后按逆时针方向按揉约2分钟。

专家指点

肾阴虚型加太溪，血瘀型加合谷，湿热型加隐白。

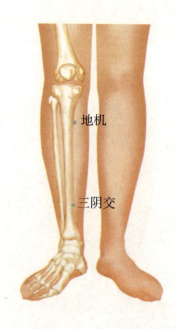

痛经

凡在经期或经行前后出现周期性小腹疼痛，或痛引腰骶，甚至剧痛晕厥者，称为"痛经"，亦称"经行腹痛"。中医认为此病多由气滞血瘀、寒湿凝滞、气血亏损等所致。根据中医"通则不痛，痛则不通"的原理，采用按摩疗法治疗痛经，可以起到立竿见影的效果。

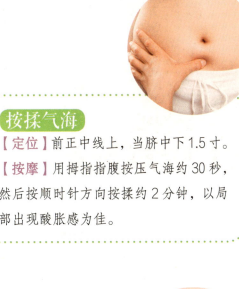

按揉气海

【定位】前正中线上，当脐中下1.5寸。

【按摩】用拇指指腹按压气海约30秒，然后按顺时针方向按揉约2分钟，以局部出现酸胀感为佳。

点按关元

【定位】前正中线上，当脐中下3寸。

【按摩】用拇指指腹轻轻点按关元约2分钟，以局部出现酸胀感为宜。

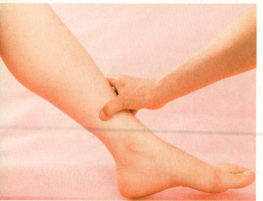

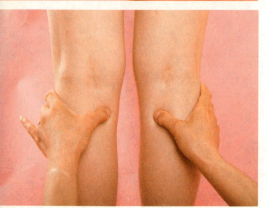

按揉三阴交

【定位】足内踝尖上3寸，胫骨内侧缘后方。

【按摩】用拇指按顺时针方向按揉三阴交约2分钟，然后按逆时针方向按揉约2分钟。

按揉地机

【定位】阴陵泉下3寸，胫骨内侧缘后际。

【按摩】用拇指按顺时针方向按揉地机约2分钟，然后按逆时针方向按揉约2分钟。

专家指点

肾气亏损型加肾俞，气血虚弱型加脾俞，气滞血瘀型加膈俞，寒凝血瘀型加命门，湿热蕴结型加隐白。

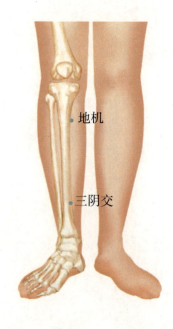

地机

三阴交

第七章 善用效验穴，挥别妇科疾病

闭经

闭经指女性性成熟后月经尚未来潮，或已来潮、非怀孕而又中断6个月以上，是常见的妇科疾病。一直未来月经为原发性闭经；曾有月经，但在正常绝经以前的任何时间内（妊娠或哺乳期除外），月经中断超过6个月为继发性闭经。下丘脑—垂体—卵巢轴的功能性失调、内分泌器官的器质性病变（如垂体肿瘤），均可导致闭经。加减按摩以下穴位，可辅助治疗该病。

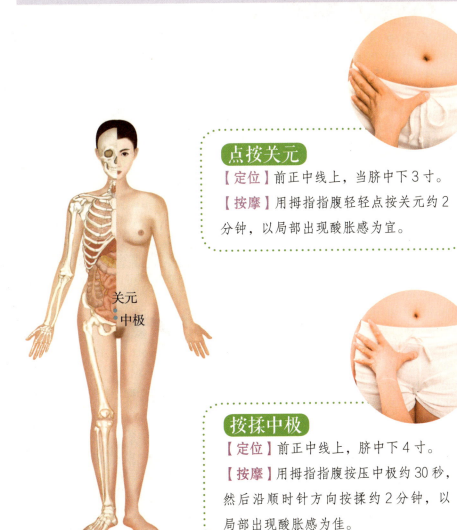

关元
中极

点按关元

【定位】前正中线上，当脐中下3寸。

【按摩】用拇指指腹轻轻点按关元约2分钟，以局部出现酸胀感为宜。

按揉中极

【定位】前正中线上，脐中下4寸。

【按摩】用拇指指腹按压中极约30秒，然后沿顺时针方向按揉约2分钟，以局部出现酸胀感为佳。

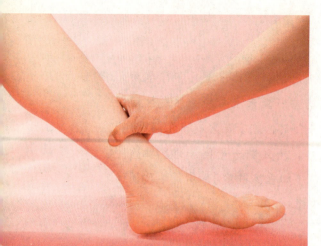

按揉三阴交

【定位】足内踝尖上3寸,胫骨内侧缘后方。

【按摩】用拇指按顺时针方向按揉三阴交约2分钟,然后按逆时针方向按揉约2分钟。

按揉归来

【定位】当脐下4寸,距前正中线2寸。

【按摩】用拇指指腹按压归来约30秒,然后按顺时针方向按揉约2分钟,以局部出现酸胀感为佳。

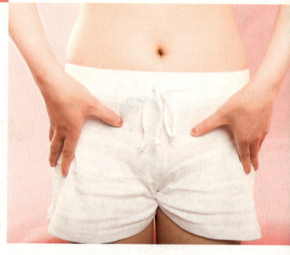

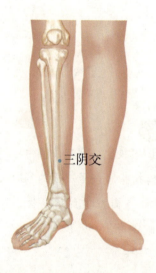

三阴交

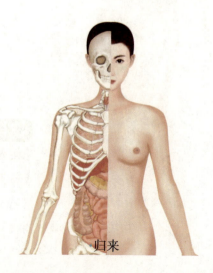

归来

带下病

带下病是指妇女阴道分泌物增多,且连绵不断,色黄或色红或带血,或黏稠如脓,或清稀如水,气味腥臭。患者常伴有心烦、口干、头晕、腰酸痛、阴部瘙痒、小便少且颜色黄、全身乏力以及小腹下坠感或肿痛感等症状。中医认为,带下病多因脾胃虚寒或者肾虚所致。按摩以下穴位,能够健脾益气、除湿止带。

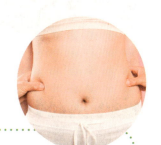

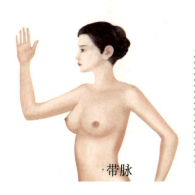
带脉

按揉带脉

【定位】侧腹部,第11肋骨游离端下方垂线与脐水平线的交点上。

【按摩】用拇指或中指按揉带脉50～100次。

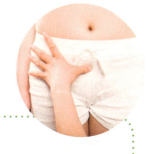

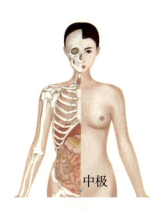
中极

点按中极

【定位】前正中线上,当脐中下4寸。

【按摩】用拇指指腹轻轻点按中极约2分钟,以局部有酸胀感为宜。

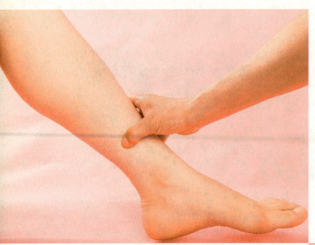

按揉三阴交

【定位】足内踝尖上3寸,胫骨内侧缘后方。

【按摩】用拇指按顺时针方向按揉三阴交约2分钟,然后按逆时针方向按揉约2分钟。

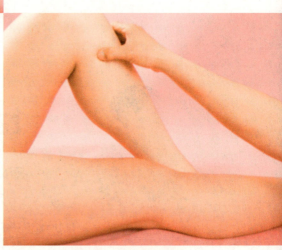

按揉阴陵泉

【定位】小腿内侧,当胫骨内侧髁后下方凹陷处。

【按摩】用拇指指腹按揉阴陵泉100~200次,力度由轻至重再至轻,手法连贯。

专家指点

脾虚型加脾俞,肾阳虚型加关元、肾俞,阴虚挟湿型加气海、足三里、脾俞,湿热下注型加水道、次髎、行间,湿毒蕴结型加期门、水道。

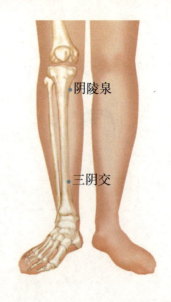

不孕症

凡夫妻同居2年以上，没有采取避孕措施而未能怀孕，称为不孕症。其发生常与先天禀赋不足、房事不节、反复流产、情志失调、饮食所伤等因素有关。病位在胞宫，与任、冲二脉及肾、肝、脾关系密切。基本病机是肾气不足，冲任气血失调。

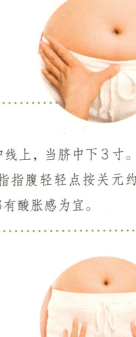

点按关元

【定位】前正中线上，当脐中下3寸。

【按摩】用拇指指腹轻轻点按关元约2分钟，以局部有酸胀感为宜。

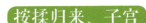

按揉归来、子宫

【定位】耻骨联合上1/5旁开2横指指宽处为归来，旁开4指宽处为子宫。

【按摩】双手食指、中指按顺时针方向分别按揉归来、子宫约2分钟，然后按逆时针方向按揉约2分钟。

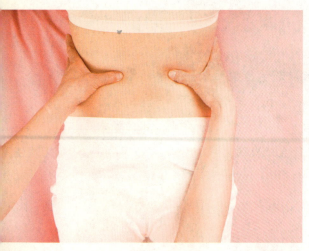

按揉肾俞

【定位】第2腰椎棘突下，后正中线旁开1.5寸。

【按摩】用拇指指腹按揉肾俞约2分钟，以局部有酸胀感为宜。

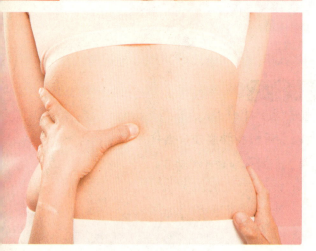

按揉命门

【定位】后正中线上，第2腰椎棘突下凹陷处。

【按摩】用拇指按顺时针方向按揉命门约2分钟，然后按逆时针方向按揉约2分钟。

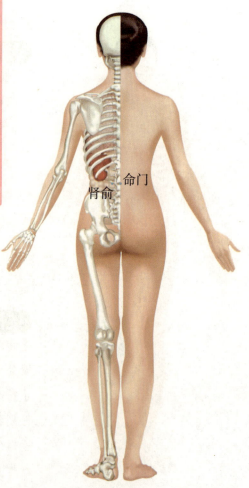

产后缺乳

哺乳期间,产妇乳汁甚少或全无,称为"缺乳",亦称"乳汁不行"或"乳汁不足"。发病机理一为化源不足,二为瘀滞不行。常见分型有气血虚弱、肝气郁滞。

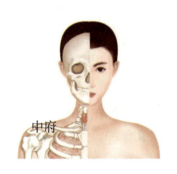

中府

按揉中府

【定位】横平第1肋间隙,锁骨下窝外侧,前正中线旁开6寸。

【按摩】用拇指指腹先按顺时针方向,再按逆时针方向按揉中府各1~3分钟,以局部出现酸胀感为宜。

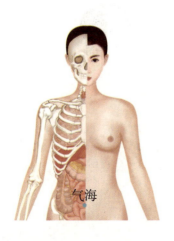

气海

按揉气海

【定位】前正中线上,当脐中下1.5寸。

【按摩】用拇指指腹按压气海约30秒,然后按顺时针方向按揉约2分钟,以局部出现酸胀感为佳。

按揉关元

【定位】前正中线上,当脐中下3寸。

【按摩】用拇指指腹稍用力按揉关元80~100次,以有酸胀感为宜。

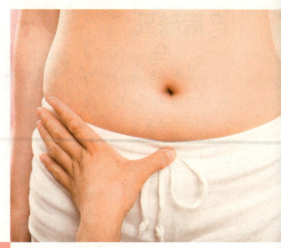

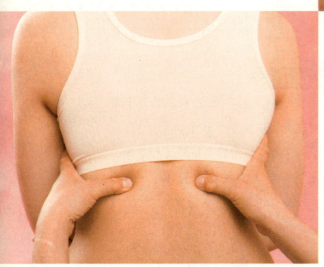

按揉胃俞

【定位】第12胸椎棘突下,后正中线旁开1.5寸。

【按摩】用拇指指腹稍用力按揉胃俞80~100次,以有酸胀感为宜。

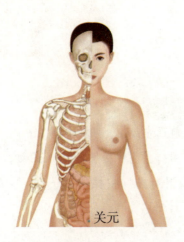

关元

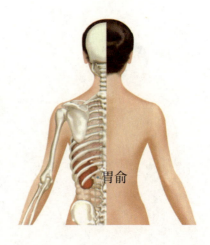

胃俞

围绝经期综合征

女性到了46~52岁，月经会因正常生理原因而自然断绝。部分妇女在绝经前后会出现一系列与绝经相关的症状，如烦躁易怒、精神抑郁、眩晕耳鸣、心悸失眠、烘热汗出、阵发性潮热，或食少便溏、倦怠乏力，或月经紊乱、情志不宁，等等，称为"围绝经期综合征"。中医认为，绝经前后肾气渐衰，冲任虚少，天癸将竭，阴阳为之失衡，脏腑气血为之失调，若素体单薄或居处失宜，一时不能适应如此骤变，故此发为本病。加减按摩以下穴位，可缓解围绝经期综合征的症状。

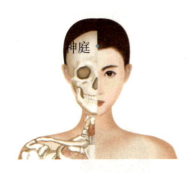

按揉神庭

【定位】前发际正中直上0.5寸。

【按摩】用拇指指腹按揉神庭，每次1~3分钟。

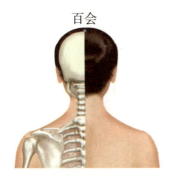

按揉百会

【定位】前发际正中直上5寸，头顶正中心。

【按摩】用拇指按压百会约30秒，再沿顺时针方向按揉约1分钟，然后沿逆时针方向按揉约1分钟。

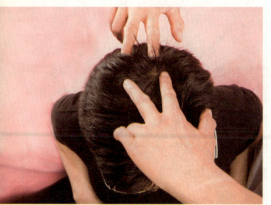

点揉四神聪

【定位】百会前、后、左、右各1寸处,共4穴。

【按摩】用双手的食指和中指分别对准4处四神聪,持续点揉约2分钟,以局部出现酸胀感为佳。

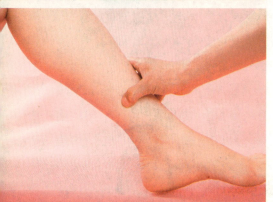

按揉三阴交

【定位】足内踝尖上3寸,胫骨内侧缘后方。

【按摩】用拇指按顺时针方向按揉三阴交约2分钟,然后按逆时针方向按揉约2分钟。

专家指点

肝肾阴虚型加关元、肾俞、命门、照海,脾肾阳虚型加足三里、肾俞、命门、关元,心肾不交型加关元、心俞、内关、神门。

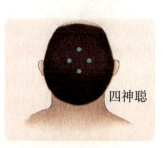

四神聪

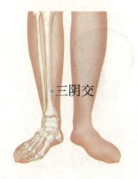

三阴交

乳房疼痛

青春期乳房疼痛是乳房发育过程中一种非常正常的生理现象，女孩们不要太过于担心。轻轻按摩乳房及相关穴位，可使过量的体液回到淋巴系统，从而祛除疼痛。

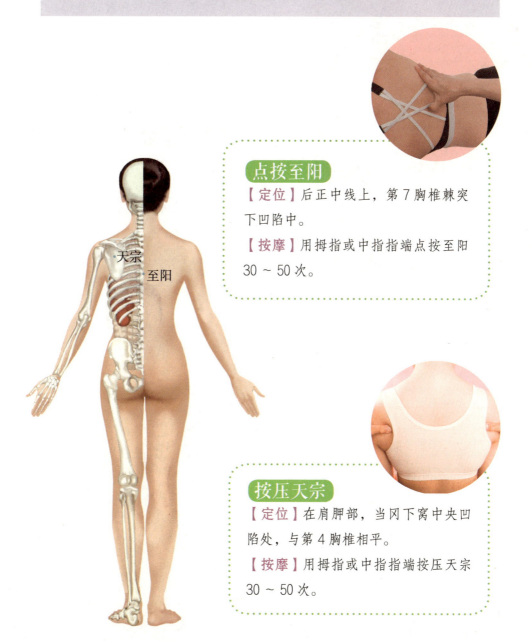

点按至阳

【定位】后正中线上，第7胸椎棘突下凹陷中。

【按摩】用拇指或中指指端点按至阳30～50次。

按压天宗

【定位】在肩胛部，当冈下窝中央凹陷处，与第4胸椎相平。

【按摩】用拇指或中指指端按压天宗30～50次。

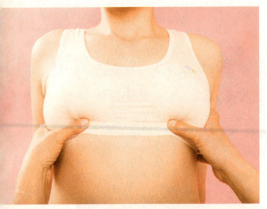

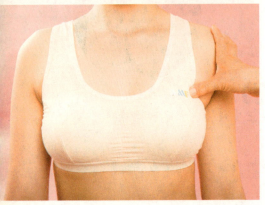

按揉乳根
【定位】乳头直下，乳房根部，当第5肋间隙，距前正中线4寸。
【按摩】用拇指指腹轻轻按揉乳根30~50次。

按压天溪
【定位】第4肋间隙，前正中线旁开6寸。
【按摩】用拇指指腹按压天溪30~50次。

随时自我按摩

用左手食指指腹沿着右边锁骨从外往里，由下而上地进行点压、摩擦，重点按摩锁骨中央的胸骨。注意力道要由轻至重，循序渐进，2分钟后换另一边。

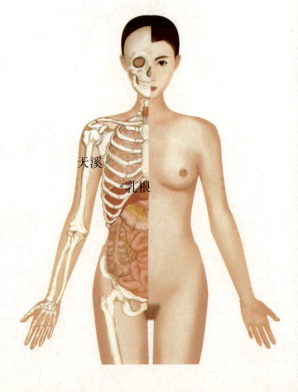

天溪
乳根

乳腺增生

乳腺增生是女性最常见的乳房疾病，多发于30～50岁女性，发病高峰年龄为35～40岁。症状以乳房疼痛及乳房肿块为主，且多与月经不调、情志变化、劳累过度等因素有关，或伴乳头痛、乳头溢液等。中医认为乳腺增生系肝气郁结所致，与情绪异常等因素有关。按摩以疏肝理气为主，并根据病情佐以活血化瘀或化痰散结之法。

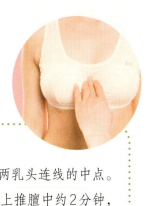

指推膻中

【定位】前正中线上，两乳头连线的中点。

【按摩】用中指自下而上推膻中约2分钟，以局部出现酸胀感为佳。

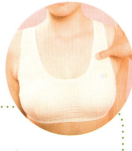

按揉屋翳

【定位】当第2肋间隙，前正中线旁开4寸。

【按摩】用拇指指腹沿顺时针方向按揉屋翳约2分钟，然后沿逆时针方向按揉约2分钟，以局部出现酸胀感为佳。

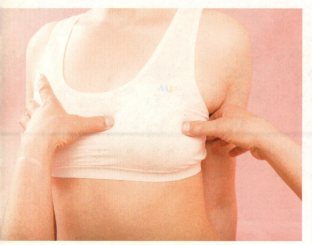
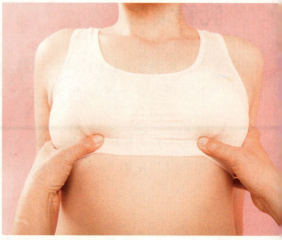

点揉乳四

【定位】以乳头为中心的垂直线、水平线上,分别在距乳头3横指宽处,上、下、左、右各有一穴。

【按摩】用拇指沿顺时针方向点揉乳四,每穴约1分钟,然后沿逆时针方向点揉,每穴约1分钟,以局部有酸胀感为佳。

按揉乳根

【定位】乳头直下,乳房根部,当第5肋间隙,距前正中线4寸。

【按摩】将拇指、食指分开,用虎口处轻轻上托乳房,拇指稍用力下压,缓慢点揉位于肋间隙内的乳根5~10分钟,动作宜轻柔缓和,逐渐用力,以局部有酸胀感为佳。

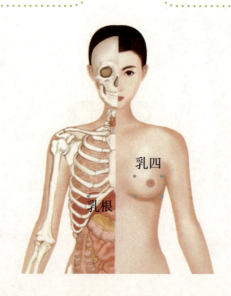

乳腺炎

乳腺炎，中医称为乳痈，是乳房最常见的化脓性疾病。其特征是乳房结块，红、肿、热、痛，溃后脓出稠厚，伴恶寒、发热等全身症状。好发于产后1个月以内的哺乳妇女，尤以初产妇为多见。因为这种类型的女性缺乏哺乳经验，且乳腺管欠通畅，所以较易患本病。按摩以下穴位，可疏肝理气、清热解毒、消肿散结。

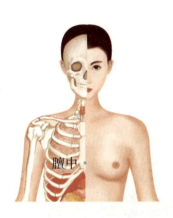

指推膻中

【定位】后正中线上，前正中线上，两乳头连线的中点。

【按摩】用中指自下而上推膻中约2分钟，以局部出现酸胀感为佳。

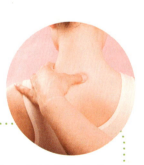

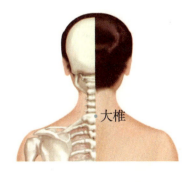

按揉大椎

【定位】后正中线上，第7颈椎棘突下凹陷中。

【按摩】用拇指沿顺时针方向按揉大椎约2分钟，然后沿逆时针方向按揉约2分钟，以局部出现酸胀感为佳。

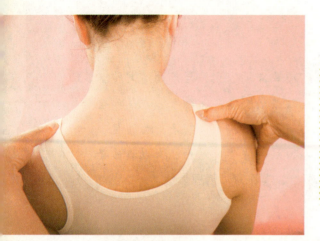

按揉肩井

【定位】第 7 颈椎棘突与肩峰最外侧点连线的中点。

【按摩】用拇指按压肩井大约 1 分钟，然后按揉约 2 分钟，以局部出现酸胀感为佳。

按揉天宗

【定位】在肩胛部，当冈下窝中央凹陷处，与第 4 胸椎相平。

【按摩】用拇指指腹沿顺时针方向按揉天宗约 1 分钟，然后沿逆时针方向按揉约 1 分钟，以局部出现酸胀感为佳。

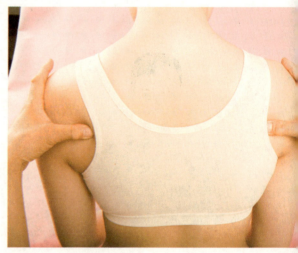

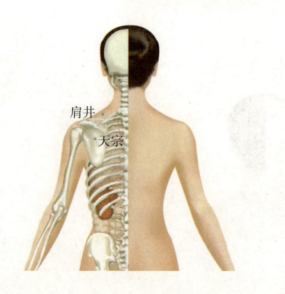

第八章

善用效验穴，告别男科疾病

男科疾病

效验穴

中极

男科、妇科疾病的常用穴

【定位】
前正中线上,当脐中下4寸。

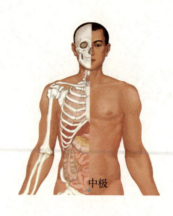
中极

中极别名气原、玉泉,属任脉,为膀胱的募穴,足太阴脾经、足少阴肾经、足厥阴肝经、任脉的交会穴。具有利膀胱、清湿热的作用。主膀胱、水湿性病症,以治疗泌尿系统、生殖系统病症为主。

仰卧在床上,用中指指腹按压中极1分钟后,用拇指指腹先按顺时针方向按揉中极1分钟,再按逆时针方向按揉1分钟。对性欲亢进、性欲减退、阳痿、早泄等均有疗效。

治疗脱发,中极不可或缺。治疗脱发的穴位在头顶"百会"和后颈两侧2厘米处的"天柱",耻骨和肚脐连线五等分,由下向上1/5处的"中极"。按摩这3个穴位10次,每次6秒,每天3遍(按中极时用拇指,其他2个穴位用食指),如此连续按摩2~3个月就可使头发再生。

太溪

治肾虚,修复先天之本

【定位】
内踝尖与跟腱的中点。

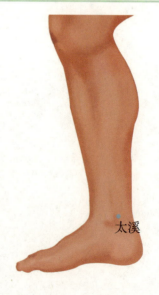
太溪

太溪别名吕细、内昆仑、大溪,属足少阴肾经,为足少阴肾经的腧穴和原穴,五行属土。具有滋补肾阴、平降虚火的作用。主肾、前阴、头面病症,以治疗肾虚证为主。

太溪既补肾阴,又补肾阳。足跟痛、

第八章 善用效验穴，告别男科疾病

痛经、咽喉干、厌食、胸闷、支气管炎等患者，应该多按揉太溪，顺着太溪把足少阴肾经的气血引过去。只要太溪激活了，症状就可以缓解。每天用热水泡脚10分钟，之后盘腿端坐，用左手拇指按压右侧太溪，左旋按压15次，右旋按压15次，然后用右手拇指按压左侧太溪，手法同前，以产生酸胀或麻的感觉为宜。

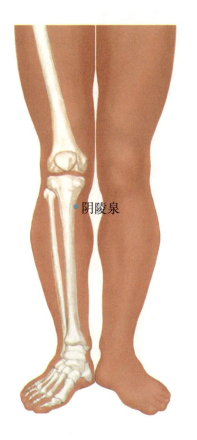

阴陵泉别名阴之陵泉，属足太阴脾经，为足太阴脾经五腧穴的合穴，五行属水。具有清利湿热、健脾理气、益肾调经、通经活络的作用。主水湿性病症，以治疗消化系统病症、泌尿系统病症及下肢痹证为主。

慢性前列腺炎、前列腺增生导致很多老年男性小便不畅、尿不净，按揉阴陵泉可有效调节膀胱张力，使小便自如。每次按摩100～160下，早、晚各一次，一般2周可见效。

阴陵泉对治疗膝盖疼痛十分有效。当膝盖疼痛时，轻压本穴即有效果，但以刷子揉擦本穴或以吹风机的温风刺激本穴，更有效。

阴陵泉

健脾利水、通利三焦

【定位】

小腿内侧，当胫骨内侧髁后下方凹陷处。

复溜

补肾阴治水肿、盗汗

复溜别名复留、外命，属足少阴肾经，为足少阴肾经五腧穴的经穴，五行属金。具有滋阴敛汗、清热生津、调肾利水的作用。主肾阴不足证，以治疗汗证为主。

肾功能失常会造成人体水液代谢失常。水液代谢失常会出现水肿腹胀，不但腿上有水、肚子里有水，而且腰脊强痛。复溜相当于一道闸门，专门治疗水液代谢失常。刺激此穴，相当于把闸门打开，让水重新流动起来。积液流动了，肿自然就消了。

复溜还能治疗自汗、盗汗。出汗不出汗都属于水液代谢的问题。我们的身体总是保持平衡的，即该出多少汗就出多少汗，该不出汗就不出汗。所以，为了健康，身体总是任劳任怨地朝着平衡状态努力。

长期按压复溜，还能有效医治精力衰退、记忆力减退、腰膝酸软、手脚冰冷等病症。本穴对男性阳痿、早泄、遗精，女性崩漏、白带过多、痛经等具有很好的调理、改善和保健作用。

【定位】小腿内侧，太溪直上2寸，跟腱的前方。

腰阳关

遗精、阳痿不复返

腰阳关别名脊阳关、背阳关，属督脉。具有疏通阳气、强腰膝、益下元等作用。

腰阳关的位置在命门的下方，是人体元阴、元阳的交汇之所。对腰阳关进行适当的按摩，不仅能够治疗腰骶

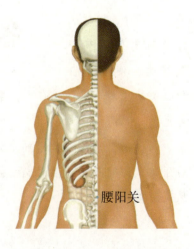

【定位】后正中线上，第4腰椎棘突下凹陷中。

第八章 善用效验穴，告别男科疾病

疼痛、下肢痿痹，而且对女性朋友的妇科疾病，如月经不调、赤白带下等，或者男性生殖系统疾病，如遗精、阳痿等都有着不错的治疗及预防作用。腰阳关是常用的日常保健要穴。左手或右手握拳，以食指掌指关节突起部置于腰阳关上，先顺时针方向按揉9次，再逆时针方向按揉9次，反复操作36次。

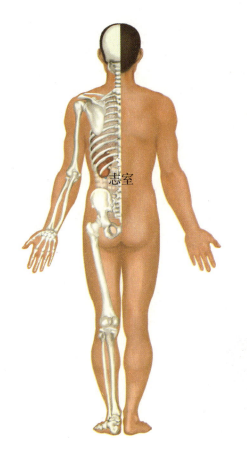

志室

防治生殖系统疾患

志室别名精宫，属足太阳膀胱经，具有补肾壮腰、益精填髓的功效。主遗精、阳痿等肾虚病症，以及小便不利、腰脊强痛。

作为保养肾脏的重要穴位，志室不但能治疗多种慢性肾脏疾病而使人延年益寿，对生殖系统疾患及腰腿运动系统疾患也有不错的防治作用。用拇指指腹按揉志室100～200次，按揉时只要局部有酸胀感即可。长期坚持按摩志室可治疗泌尿系统、生殖系统疾患。

【定位】
第2腰椎棘突下，旁开3寸。

按摩理疗男科疾病

益肾固本法

肾是人体的先天之本,自古以来人们就很注重对肾的养护,益肾固本法对于腿酸软无力、遗精、阳痿、早泄、不育症,以及大便泄泻、小便频数等均有良好的治疗作用,同时还有保健的作用。常用本法,可以达到体壮、发黑、精充的效果。

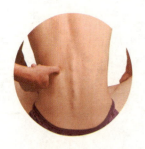

切刺肾俞

【定位】第2腰椎棘突下,后正中线旁开1.5寸。

【按摩】手往背后自然地弯向腰部,以拇指指尖的甲背按在穴位上,在穴位上进行切、刺,轻重交替进行,用力要适中。也可使用振法,至酸胀感往腰部深处放射时为止,大约持续10分钟的时间。

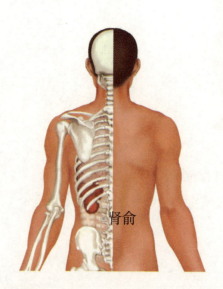

肾俞

第八章 善用效验穴，告别男科疾病

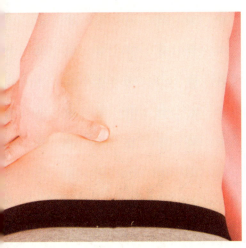

点揉命门

【定位】后正中线上，第2腰椎棘突下凹陷处。

【按摩】用右手的拇指指尖附着在命门上，其余4指附在肋间，然后在命门上做上下、左右的点揉动作，以命门的周围有温热感为好。

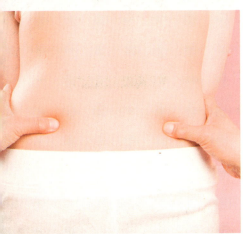

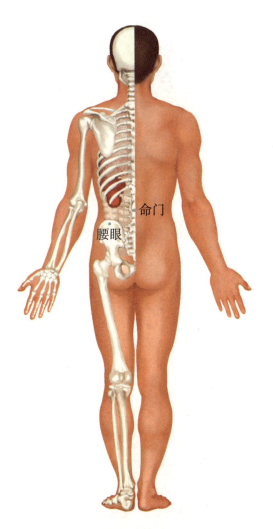

按揉腰眼

【定位】第4腰椎棘突下，后正中线旁开约3.5寸凹陷处。

【按摩】用双手拇指指腹按揉腰眼10分钟左右，按摩处有酸胀感为好。

阳痿

阳痿是指青壮年男子由于虚损、惊恐、湿热等原因，致使宗筋失养而弛纵，引起阴茎痿弱不起，临房举而不坚，或坚而不能持久的一种病症。虽然病因比较复杂，但以房劳太过，频犯手淫为多见。本病病位在肾，并与脾、胃、肝关系密切。按摩以下穴位，可益肾助阳，调节生殖功能，改善阳痿的症状。

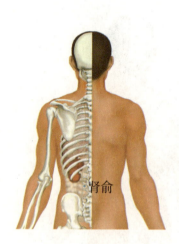

肾俞

按揉肾俞

【定位】第2腰椎棘突下，后正中线旁开1.5寸。

【按摩】用拇指按压肾俞1～2分钟，然后按顺时针方向按揉约1分钟，再按逆时针方向按揉约1分钟。

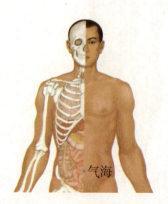

气海

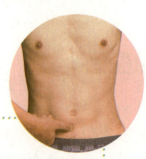

按揉气海

【定位】前正中线上，当脐中下1.5寸。

【按摩】用拇指按顺时针方向按揉气海1～2分钟，然后按逆时针方向按揉约2分钟。

第八章 善用效验穴，告别男科疾病

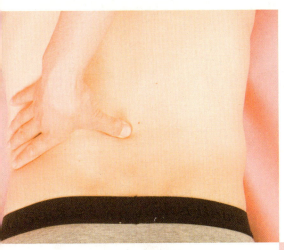

按揉命门

【定位】 后正中线上，第2腰椎棘突下凹陷处。

【按摩】 用拇指按顺时针方向按揉命门约2分钟，然后按逆时针方向按揉约2分钟。

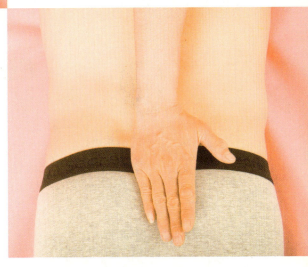

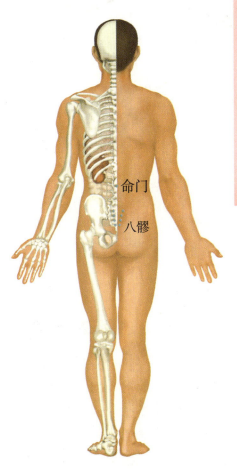

推擦八髎

【定位】 分别正对第1、2、3、4骶后孔中，左右各4，合称"八髎"。

【按摩】 手掌伸直，用掌面着力，紧贴骶部两侧皮肤，自上向下连续不断地以直线往返推擦5~10分钟。

早泄

早泄是指在性交之始即行排精，甚至性交前即泄精的病症。有阴虚火旺及阴阳两虚之不同。按摩治疗以滋阴补肾益精为主，火旺者兼降火，阳虚者兼温肾阳。

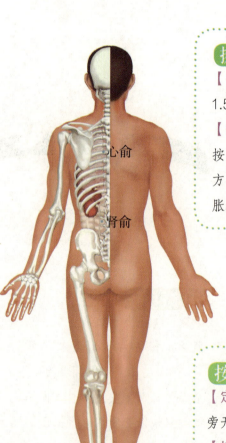

擦按心俞

【定位】第5胸椎棘突下，旁开1.5寸。

【按摩】用拇指指腹按顺时针方向按揉心俞约2分钟，然后按逆时针方向按揉约2分钟，以局部出现酸胀感为佳。

按揉肾俞

【定位】第2腰椎棘突下，后正中线旁开1.5寸。

【按摩】用拇指按压肾俞1~2分钟，然后按顺时针方向按揉约1分钟，再按逆时针方向按揉约1分钟。

第八章 善用效验穴，告别男科疾病

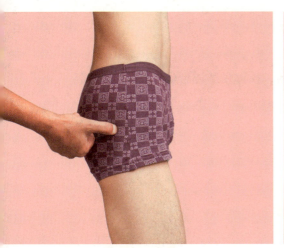

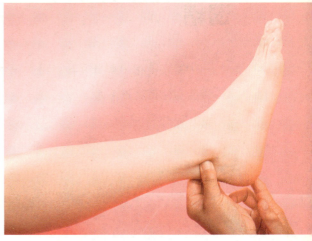

按揉环跳

【定位】股骨大转子最高点与骶骨裂孔的连线上，当外1/3与中1/3的交点处。

【按摩】用拇指指腹按揉环跳80～100次，力度由轻至重再至轻，手法连贯。

推按昆仑

【定位】外踝尖与跟腱之间的凹陷处。

【按摩】用拇指指腹自上而下推按昆仑2分钟，以局部出现酸胀感为佳。

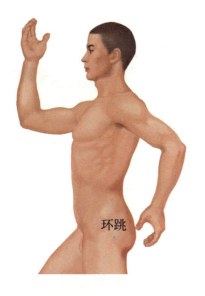

环跳

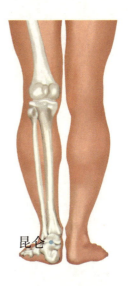

昆仑

遗精

遗精是指因脾肾亏虚，精关不固，或火旺湿热扰动精室所致的以不因性生活而精液频繁遗泄为临床特征的病症。按摩治疗当以滋补心肾，益气固脱为主。

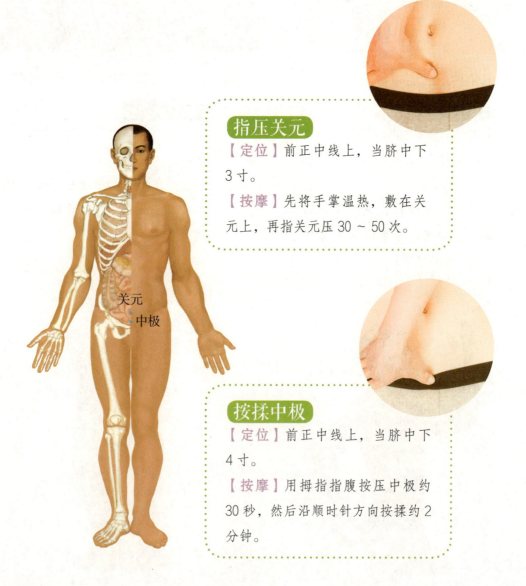

指压关元
【定位】前正中线上，当脐中下3寸。
【按摩】先将手掌温热，敷在关元上，再指关元压30～50次。

按揉中极
【定位】前正中线上，当脐中下4寸。
【按摩】用拇指指腹按压中极约30秒，然后沿顺时针方向按揉约2分钟。

第八章 善用效验穴，告别男科疾病

按揉命门
【定位】后正中线上，第2腰椎棘突下凹陷处。
【按摩】用拇指按顺时针方向按揉命门约2分钟，然后按逆时针方向按揉约2分钟。

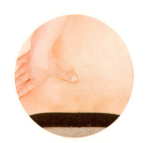

按揉心俞
【定位】第5胸椎棘突下，旁开1.5寸。
【按摩】用拇指指腹按顺时针方向按揉心俞约2分钟，然后按逆时针方向按揉约2分钟。

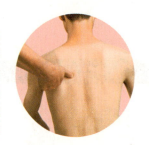

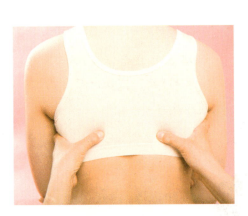

按揉肝俞
【定位】第9胸椎棘突下，后正中线旁开1.5寸。
【按摩】用拇指按压肝俞1～2分钟，然后按顺时针方向按揉约1分钟，再按逆时针方向按揉约1分钟。

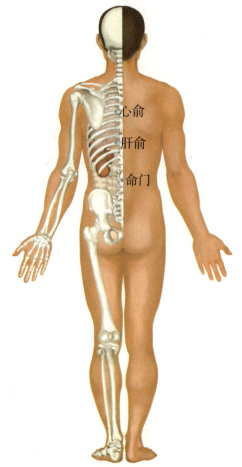

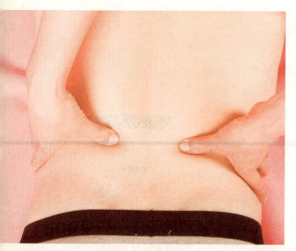

按揉肾俞

【定位】第2腰椎棘突下,后正中线旁开1.5寸。

【按摩】用拇指按压肾俞1~2分钟,然后按顺时针方向按揉约1分钟,再按逆时针方向按揉约1分钟。

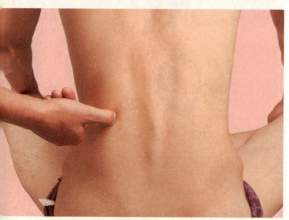

按揉志室

【定位】第2腰椎棘突下,旁开3寸。

【按摩】用拇指指腹按揉志室100~200次,按揉时只要局部有酸胀感即可。

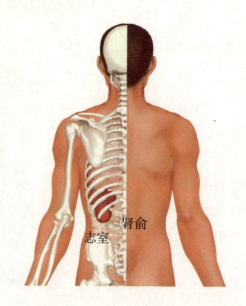

前列腺炎

前列腺炎，尤其是慢性前列腺炎，是男性泌尿生殖系统常见病，属于中医"淋证""精浊""白淫"等范畴。穴位按摩可缓解前列腺炎的症状。

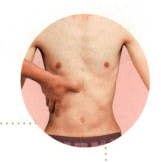

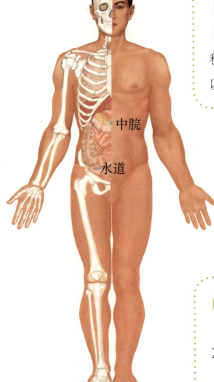

按揉中脘

【定位】前正中线上，当脐中上4寸。

【按摩】用拇指指腹按压中脘约30秒，然后按顺时针方向按揉约2分钟，以局部出现酸胀感为佳。

按揉水道

【定位】脐中下3寸，距前正中线2寸。

【按摩】用拇指按揉水道，每次50下左右，以局部出现酸胀感为佳。

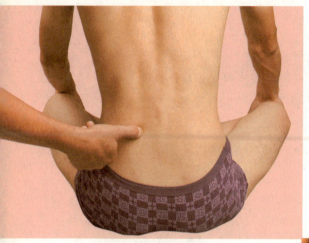

按揉大肠俞

【定位】第4腰椎棘突下,旁开1.5寸。

【按摩】用拇指指腹按揉大肠俞约1分钟,以局部出现酸胀感为佳。

按揉三阴交

【定位】足内踝尖上3寸,胫骨内侧缘后方。

【按摩】用拇指按顺时针方向按揉三阴交约2分钟,然后按逆时针方向按揉约2分钟,以局部出现酸胀感为佳。

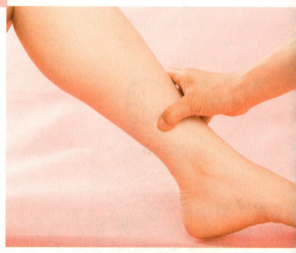

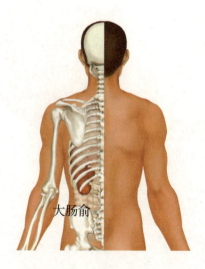

大肠俞

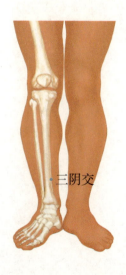

三阴交

前列腺增生

前列腺增生旧称为前列腺肥大。中医认为前列腺增生多由劳伤肾精、感受外邪或内外因素交织，以致三焦水液运行及气化失常而出现排尿不畅、尿流无力、尿急、尿频、夜尿次数多等症状。按摩相关穴位，能益肾助阳、消炎止痛、导赤通淋，可作为前列腺的日常保健方式。

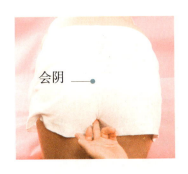

按揉会阴

【定位】生殖器与肛门连线的中间凹陷处。

【按摩】双手掌搓热后，用食指轻轻按揉会阴50～100次。

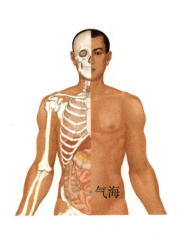

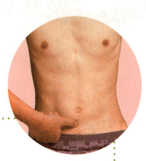

按揉气海

【定位】前正中线上，当脐中下1.5寸。

【按摩】用拇指按顺时针方向按揉气海1～2分钟，然后按逆时针方向按揉约2分钟，以局部出现酸胀感为佳。

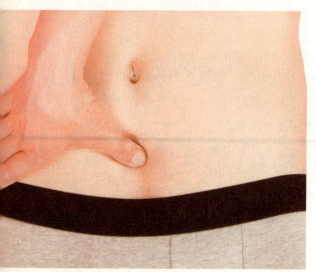

点按关元

【定位】前正中线上，当脐中下3寸。

【按摩】用拇指指腹轻轻点按关元约2分钟，以局部有温热感为有佳。

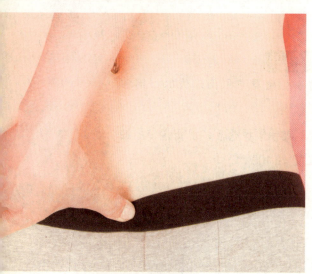

掐按中极

【定位】前正中线上，当脐中下4寸。

【按摩】用手指掐按中极50~100次，力度适中，以局部有温热感为佳。

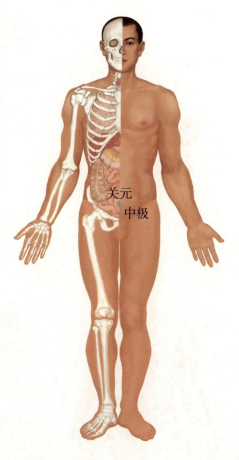

性欲减退

现代社会中，工作、家务以及电子产品，都可能成为"性欲杀手"，让人提不起"性趣"。当性欲变差时，很多人会寻求药物帮助。其实，夫妻相互按摩可以很好地增进夫妻感情，治疗因心理因素造成的性冷淡，增加性激情。

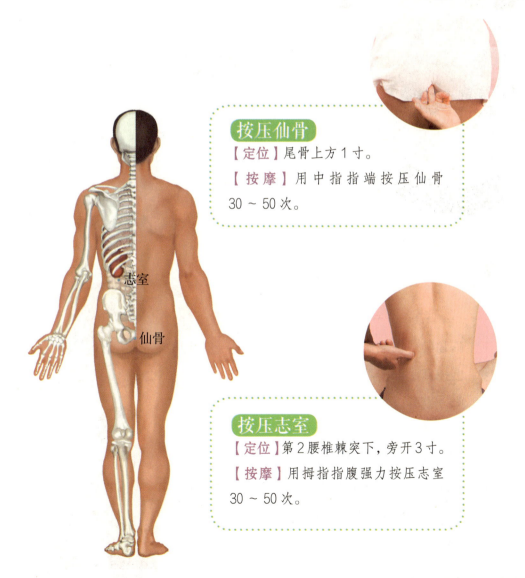

按压仙骨
【定位】尾骨上方1寸。
【按摩】用中指指端按压仙骨30～50次。

按压志室
【定位】第2腰椎棘突下，旁开3寸。
【按摩】用拇指指腹强力按压志室30～50次。

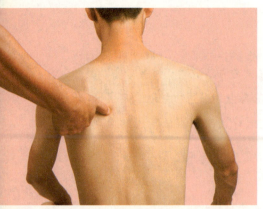

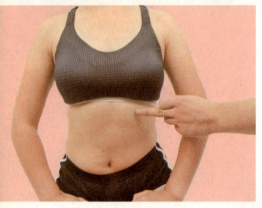

按压心俞

【定位】第5胸椎棘突下，旁开1.5寸。

【按摩】用拇指指端按压心俞30～50次。

按压日月

【定位】第7肋间隙，前正中线旁开4寸。

【按摩】用中指指端按压日月30～50次。

随时自我按摩

临睡前或性交前，躺在床上按摩腹部，可以自己按摩，也可以由对方按摩。先将掌心搓热，以肚脐下腹部为中心，做圈状按摩。按摩前可先在要按摩的部位抹些润肤乳、按摩油之类的润滑剂。

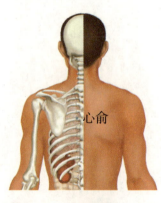

心俞

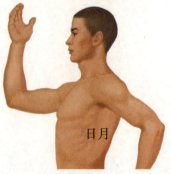

日月

不育症

结婚2年以上的夫妇未采用任何避孕节育措施,女方检查完全正常却不能生育的,称为(男子)不育症。中医认为本病主要责之肾虚,肾主生殖,其次与肝郁、痰湿、血瘀等有关。按摩调治应以肾为本,兼顾肝、脾,可辅助治疗不育症。

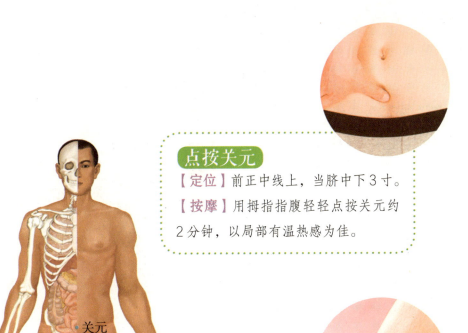

点按关元

【定位】前正中线上,当脐中下3寸。

【按摩】用拇指指腹轻轻点按关元约2分钟,以局部有温热感为佳。

按揉蠡沟

【定位】足内踝尖上5寸,胫骨内侧面的中央。

【按摩】用拇指指腹轻轻按揉蠡沟约2分钟,以局部有温热感为佳。

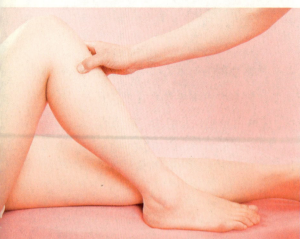

按揉足三里

【定位】犊鼻下3寸,胫骨前嵴外1横指处,犊鼻与解溪连线上。

【按摩】用拇指指腹轻轻按揉足三里约2分钟,以局部有温热感为佳。

按揉志室

【定位】第2腰椎棘突下,旁开3寸。

【按摩】用拇指指腹按揉志室100~200次,以局部有温热感为佳。

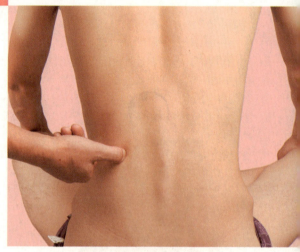

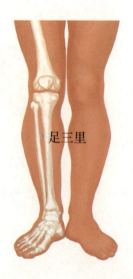

足三里

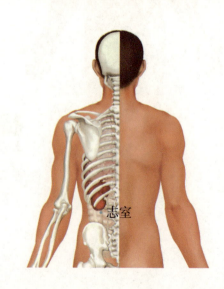

志室

第九章

美容瘦身效验穴，养颜美体见效快

美容养颜

效验穴

曲池
疏风清热要穴

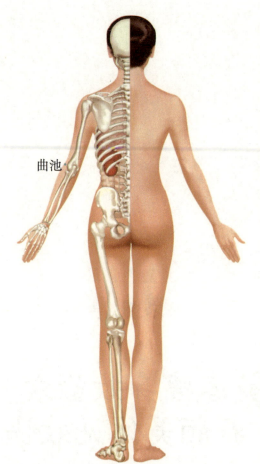

曲池

【定位】
肘横纹外侧端，屈肘时，当尺泽与肱骨外上髁连线中点。

曲池别名阳泽、鬼臣、鬼腿，为手阳明大肠经五腧穴的合穴，五行属土。具有疏通经络、清热泻火、凉血透疹的作用。主筋病、实证、热证、血分证，以治疗上肢病症、五官科病症、胃肠疾病及皮肤病为主。

曲池常用来泻热。当工作压力大，生活上遇到解不开的疙瘩时，心情容易烦躁，这时，按压曲池并做前后方向拨动，直至产生酸胀感或疼痛，可以使心安宁。这个穴位最适合在每天中午1～3点按摩，因为此时是一天当中阳气最旺的时候。平时还可通过按压此穴来平稳血压，达到预防高血压的效果。方法是，在高血压发作的高峰期，即每天早上6～10点，下午3～5点这两个时段，将右手手掌摊开，左臂微微弯曲，用右手的掌侧敲打左手的曲池所在处，然后换另一侧，如此重复多次，便可保持血压平稳。

第九章　美容瘦身效验穴，养颜美体见效快

按摩养颜美体

颜面美容

面部红润、有光泽、饱满是最佳面容。擦面和经穴按摩不仅有益于身体的健康，而且还能有效地延缓面部皱纹的产生，使人容光焕发，面貌一新。

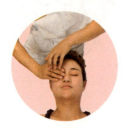

擦面部穴位
【定位】整个面部。
【按摩】双手的掌面分别贴附在鼻翼的两侧，用并拢的5指指面做上下往返的推擦运动，每次5分钟。

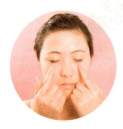

按揉四白
【定位】瞳孔直下，当眶下孔凹陷处。
【按摩】将双手的食指指腹压在两侧的四白上，用力地点按，并配合振法，以抹法结束。每次10分钟。

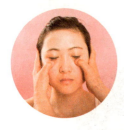

按揉承泣
【定位】瞳孔直下1寸处。
【按摩】用拇指指端压于穴位上施力按揉，并配合振法。每次10分钟。

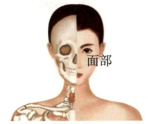

面部

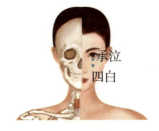

承泣
四白

按揉地仓

【定位】口角外旁开0.3寸处。

【按摩】将食指的指面压于穴位上,用力按压,并配合振法,以抹法结束。每次10分钟。

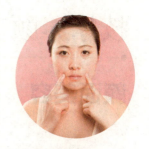

按揉承浆

【定位】下唇正中直下1横指的凹陷处。

【按摩】用右手中指指端压于穴位上,用力地点按,并配合切法、振法,以抹法结束。每次10分钟。

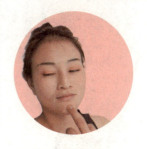

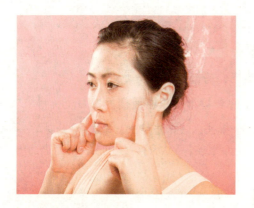

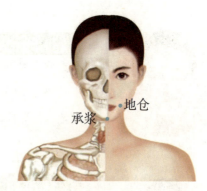

点振下关

【定位】耳屏下缘前方1横指处的凹陷中。

【按摩】将双手食指指端压于两侧穴位上,用力地点振,以抹法结束。每次10分钟。

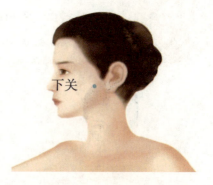

第九章 美容瘦身效验穴，养颜美体见效快

眼袋

眼袋指眼睑皮肤下垂、臃肿，呈袋状。

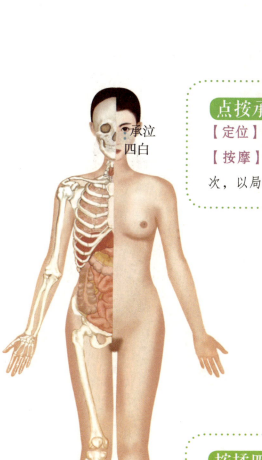

承泣
四白

点按承泣
【定位】瞳孔直下1寸处。
【按摩】用拇指点按承泣30～50次，以局部出现酸胀感为宜。

按揉四白
【定位】瞳孔直下，当眶下孔凹陷处。
【按摩】用食指指腹按揉四白3～5分钟，以局部出现酸胀感为佳。

·187·

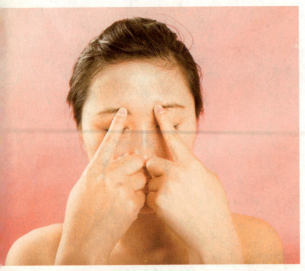

按揉攒竹

【定位】眉头凹陷中,额切迹处。

【按摩】用食指指腹按揉攒竹3～5分钟,以局部出现酸胀感为佳。

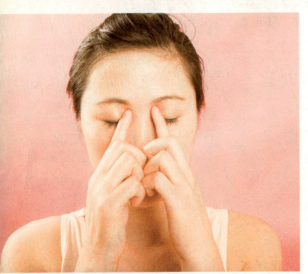

按揉睛明

【定位】目内眦内上方眶内侧壁凹陷处。

【按摩】用食指或中指按揉睛明约2分钟,以局部出现酸胀感为佳。

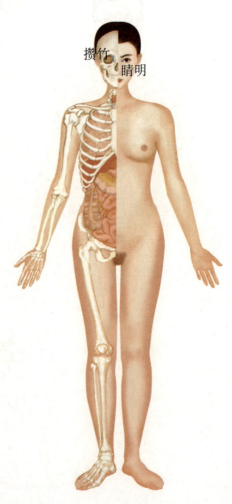

攒竹
睛明

额头纹、鱼尾纹

额头纹及额头出现的横向皱纹，鱼尾纹即眼角和鬓角之间出现的皱纹。

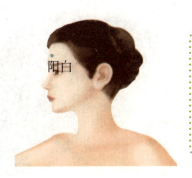

按揉阳白

【定位】眉毛正中直上1横指处。

【按摩】用拇指指腹按揉阳白3~5分钟，以局部出现酸胀感为佳。

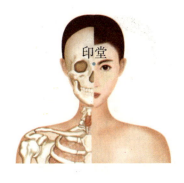

推抹印堂

【定位】两眉头间连线与前正中线之交点处。

【按摩】用拇指从鼻子向额头方向推抹印堂约2分钟。

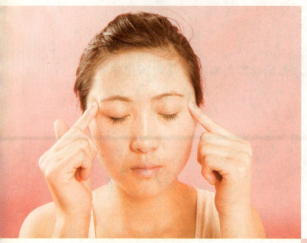

点压瞳子髎

【定位】 目外眦外侧0.5寸凹陷处。

【按摩】 用中指点压瞳子髎30秒,随后按揉2分钟。

点压太阳

【定位】 眉梢与目外眦之间,向后约1横指的凹陷处。

【按摩】 用中指点压太阳30秒,随后按揉2分钟。

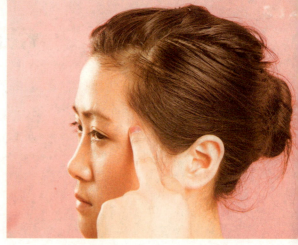

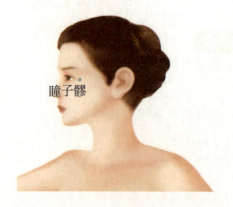

瞳子髎

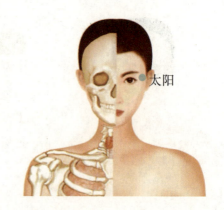

太阳

痤疮

痤疮俗称粉刺，是毛囊皮脂腺的慢性炎症性疾病。本病多发生于青春期男女，男性多于女性，青春期过后，大多自然痊愈或减轻。其基本病机为素体阳热偏盛，加上青春期生机旺盛，营血日渐偏热，血热外壅，气血瘀滞，蕴阻肌肤。按摩可活血化瘀，调整气血，改善皮肤血液循环，以达到医治痤疮的效果。

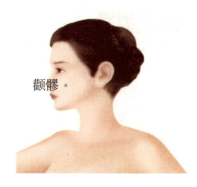

按揉颧髎

【定位】颧骨下缘，目外眦直下凹陷中。

【按摩】用中指或食指点按颧髎约半分钟，再按顺时针方向按揉2分钟，以局部感到酸痛为宜。

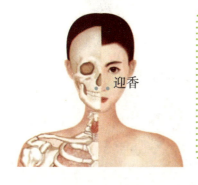

按揉迎香

【定位】鼻翼外缘中点旁，当鼻唇沟中。即鼻孔旁拇指1/2宽处。

【按摩】用食指指腹按顺时针方向按揉迎香2分钟，然后点按半分钟，以出现酸胀感为度。

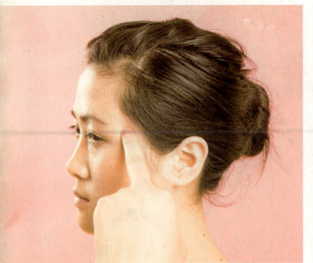
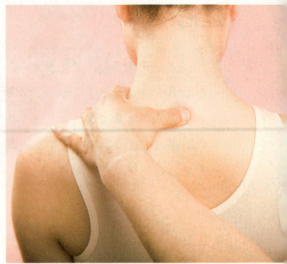

按揉太阳

【定位】眉梢与目外眦之间,向后约1横指的凹陷处。

【按摩】用双手拇指或中指指腹按于两侧的太阳,沿顺时针方向按揉2分钟,以局部有酸胀感为佳。

点按大椎

【定位】后正中线上,第7颈椎棘突下凹陷中。

【按摩】用拇指点按大椎30~50次,至局部发热为止。

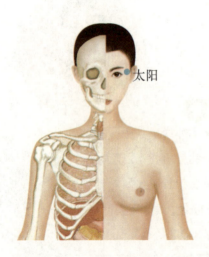

太阳

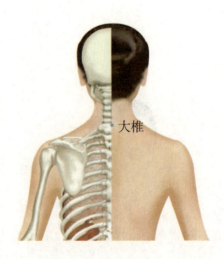

大椎

第九章 美容瘦身效验穴，养颜美体见效快

按揉肺俞

【定位】第 3 胸椎棘突下，旁开 1.5 寸。

【按摩】用双手拇指指腹按揉两侧的肺俞，沿顺时针方向按揉 2 分钟，以局部有酸胀感为佳。

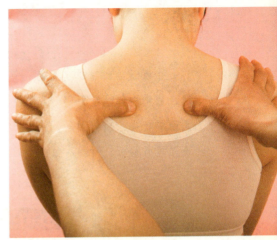

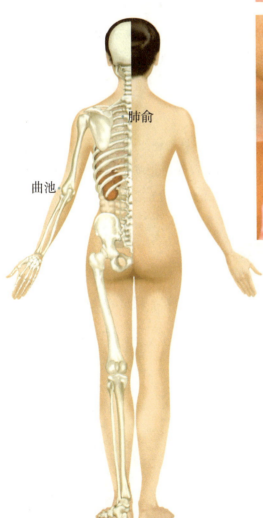

肺俞

曲池

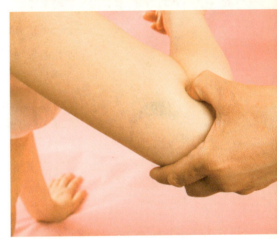

掐按曲池

【定位】肘横纹外侧端，屈肘时，当尺泽与肱骨外上髁连线中点。

【按摩】手臂半屈，用对侧拇指指尖掐按曲池 1 分钟，再沿顺时针方向按揉 2 分钟，以局部有酸胀感为佳。

雀斑

中医认为,雀斑多因禀赋肾水不足,不能荣华于面;或虚火上炎、日晒,热毒内郁蕴结为斑;或腠理不密,外卫不固,风邪外搏,肌肤失于荣润而成。排除遗传因素,雀斑可以定义为一种光损伤性皮肤病。治疗上应遵循疏肝解郁、行气活血、滋补肝肾的原则。

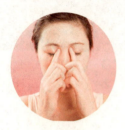

按揉睛明

【定位】目内眦内上方眶内侧壁凹陷处。

【按摩】用双手拇指或食指指腹按揉两侧睛明,顺时针和逆时针各20下,力度宜轻柔舒缓。

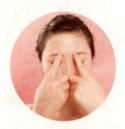

按揉攒竹

【定位】眉头凹陷中,额切迹处。

【按摩】用双手拇指或食指指腹按揉两侧攒竹,顺时针和逆时针各20下,力度宜轻柔舒缓。

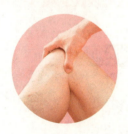

按揉曲泉

【定位】腘横纹内侧端,半腱肌肌腱内缘凹陷处。

【按摩】用双手的拇指指腹同时按揉左右腿的曲泉,按逆时针和顺时针各按揉1分钟左右,力度逐渐加重,以有胀痛感为宜。

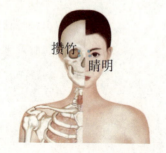

攒竹 睛明

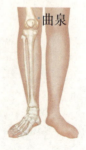

曲泉

银屑病

银屑病俗称"牛皮癣",是一种常见并易复发的慢性炎症性皮肤病。有寻常型、脓疱型、关节型和红皮病型之分,而以寻常型最为多见。本病多呈急性发作,慢性经过,倾向复发。皮损好发于肘、膝关节伸侧和头部,少数患者指甲和黏膜亦可发作。

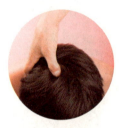

按揉百会
【定位】前发际正中直上5寸,头顶正中心。
【按摩】用拇指按顺时针方向按揉百会1分钟左右,力度要适中。

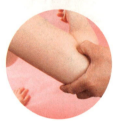

按揉曲池
【定位】肘横纹外侧端,屈肘时,当尺泽与肱骨外上髁连线中点。
【按摩】用拇指或食指指腹按顺时针方向按揉曲池1分钟左右,力度要适中。

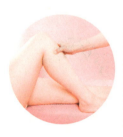

按揉足三里
【定位】犊鼻下3寸,胫骨前嵴外1横指处,犊鼻与解溪连线上。
【按摩】用拇指指腹按揉足三里30~50次,以有酸胀感为宜。

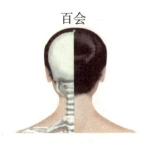
百会

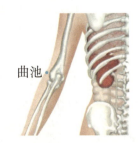
曲池

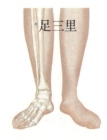
足三里

黄褐斑

黄褐斑俗称"蝴蝶斑",为边界不清楚的褐色或黑色的斑片,主要发生在面部,以颧部、颊部、鼻、前额、颏部为主,多为对称性。本病一般属中医"黧黑斑""面尘""奸黯"等范畴,多与人体情志不遂、气血失和、肝气郁结有关,治疗以疏肝、健脾、补肾、化瘀为基本原则。

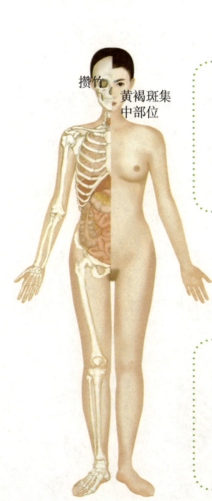

攒竹
黄褐斑集中部位

黄褐斑集中部位

【定位】黄褐斑比较明显和比较集中的部位。

【按摩】施行按揉法,时间5~10分钟,以有酸胀感为佳。

按揉攒竹

【定位】眉头凹陷中,额切迹处。

【按摩】用手指指腹或指关节呈圈状反复向下按揉攒竹1~3分钟。

第九章 美容瘦身效验穴,养颜美体见效快

按揉承泣

【定位】瞳孔直下1寸处。

【按摩】将双手拇指指端压于两侧的穴位上施力按揉,并配合振法。每次10分钟。

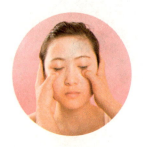

按揉四白

【定位】瞳孔直下,当眶下孔凹陷处。

【按摩】用双手食指压在两侧的四白上,用力地点揉,并配合振法,以抹法结束。用力要均匀,每次10分钟。

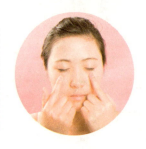

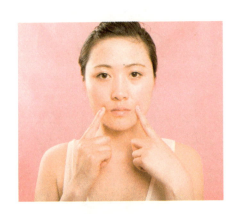

按压地仓

【定位】口角外旁开0.3寸处。

【按摩】将双手食指的指面压于两侧的穴位上,用力地按压,并配合振法,以抹法结束。每次10分钟。

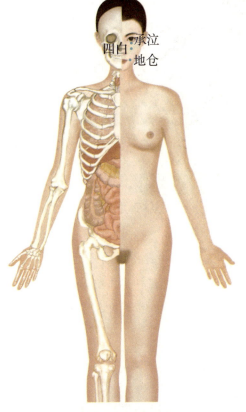

·197·

做自己的中医 特效穴位按摩大全

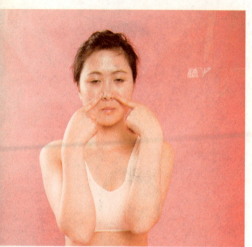

按揉迎香

【定位】鼻翼外缘中点旁,当鼻唇沟中。即鼻孔旁拇指1/2宽处。

【按摩】用食指指腹按顺时针方向按揉迎香2分钟,然后再点按半分钟,以有酸胀感为度。

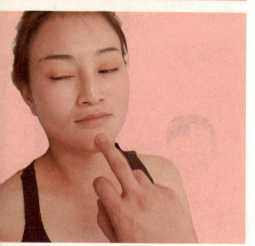

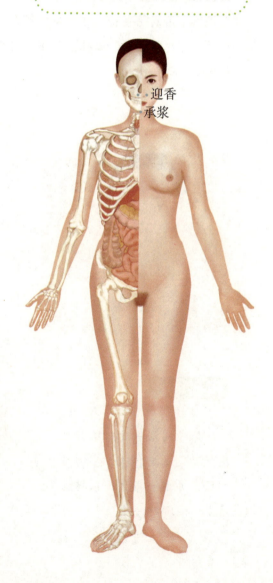

迎香
承浆

按揉承浆

【定位】下唇正中直下1横指的凹陷处。

【按摩】将拇指指端压于穴位上,用力地点按,并配合切法、振法,以抹法结束。每次10分钟。

第九章 美容瘦身效验穴，养颜美体见效快

肥胖

肥胖一般是指体重超过同龄人平均体重的20%。引起肥胖的主要病因病理是脾虚水湿和痰瘀留滞体内。加强腰部、腹部、腿部的按摩，可以促进血脉流畅，调节气息，滋养全身器官，是强健体魄、祛病延年的有效保健手段。特别是睡前按摩，更能起到减肥、养生的作用。

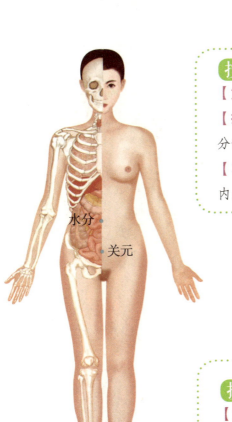

按压水分

【定位】前正中线上，脐中上1寸。

【按摩】用手指指端按压水分1～3分钟。

【功效】主治腹泻、水肿，排除体内多余水分。

按压关元

【定位】前正中线上，当脐中下3寸。

【按摩】用手指指端按压关元1～3分钟。

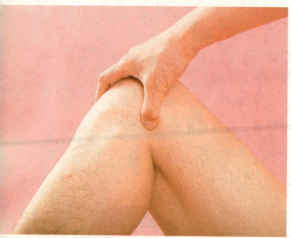

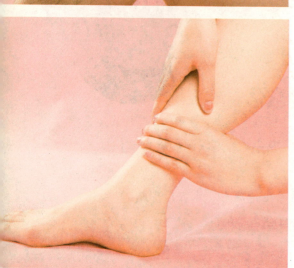

按揉曲泉

【定位】腘横纹内侧端，半腱肌肌腱内缘凹陷中。

【按摩】用拇指指腹按揉曲泉1～3分钟。

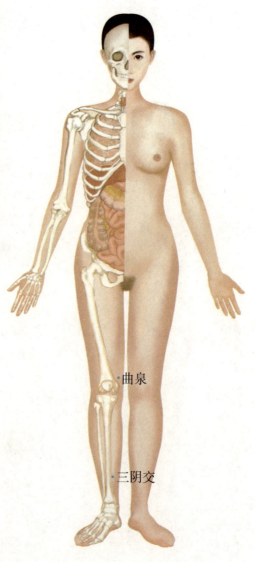

・曲泉

・三阴交

按揉三阴交

【定位】足内踝尖上3寸，胫骨内侧缘后方。

【按摩】用拇指或中指指端按揉三阴交1～3分钟。

第十章

善用效验穴，颈肩腰腿疼痛去无踪

保养颈肩腰腿的效验穴

清除内热的"退烧穴" 大椎

【定位】后正中线上,第7颈椎棘突下凹陷中。

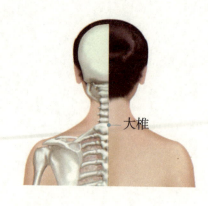
大椎

大椎别名百劳、上杼,属督脉,为手太阳小肠经、手阳明大肠经、手少阳三焦经、足太阳膀胱经、足阳明胃经、足少阳胆经、督脉的交会穴。具有解表退热、泻火解毒的作用。主阳热病症,以治疗外感表证或热证及血热型皮肤病为主。

搓按大椎能激发阳气通行全身,治疗各种虚寒证,比如肩颈僵硬、风寒感冒、鼻炎、咳嗽等。阳气者,卫外而为固也。阳气从大椎发出,形成保护人体的第一道屏障,因此大椎也是阻止风寒入体的第一道关口。按摩时用手掌贴着大椎上下左右搓即可,也可用中指指端轻转按揉,或者是用拇指和食指、中指、无名指等对称用力,对大椎做捏挤运动。每一次搓按的时间在15分钟左右即可,一天重复做2次。

颈肩酸痛的救星 肩井

【定位】第7颈椎棘突与肩峰最外侧点连线的中点。

肩井别名膊井、肩解,属足少阳胆经,系足少阳胆经、手少阴三焦经、足阴明胃经和阳维脉的交会穴。具有祛风清热、活络消肿的作用。主项背、胎产、神志等疾病。

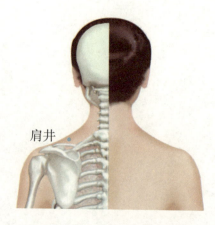
肩井

如果长时间伏案工作或学习,肩膀酸痛了,可以稍稍揉肩井几分钟,肩

第十章 善用效验穴，颈肩腰腿疼痛去无踪

膀就会舒服了。按揉肩井时，先以左手食指压于中指上，按揉右侧肩井5分钟，再以右手按揉左侧肩井5分钟。力量要均匀，以局部出现酸胀感为佳。每日早、晚各1次。也可以刮拭肩井，滴几滴刮痧油，进行无痛刮痧，将该部位的寒气、湿气排出体外，1周2次，每次3～5分钟。

委中 — 腰背的强壮穴

委中别名委中央、郄中、腘中，属足太阳膀胱经，为足太阳膀胱经的合穴，五行属土，为四总穴之一。具有通经活络、活血化瘀、清热凉血、开窍启闭、定志安神的作用。主腰、下肢病症及热证，以治疗经筋病症及热证为主。

此穴很容易受刺激，用手抓住膝盖——左腿用左手，右腿用右手，拇指在上，其他4指向下伸向腘窝，然后以中指去点按穴位，每次3分钟即可。平时可以每天1次（15:00～17:00最佳），疼痛严重时可以增加到每天2～3次（其中一次安排在15:00～17:00）。

"腰背委中求"，此穴是腰腿疾患的大救星，一切腰腿不适之症皆可求助于它，比如腰腿痛、风湿关节炎、膝关节不能屈伸、坐骨神经痛、腰腿沉重无力、小儿麻痹后遗症等。此外，乳腺炎、发烧不出汗、湿疹、阴部发痒也可以用它来调治！

【定位】
膝关节后面，屈膝时腘窝横纹的中点处。

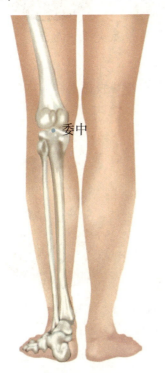
委中

按摩理疗颈肩腰腿疼

肩颈疼痛

肩颈疼痛以颈部肌肉、筋膜慢性劳损为主，多因长期低头伏案工作、姿势不良，过多使用空调、风扇受凉所致。主要表现为颈肩部麻木、疼痛，可伴有头疼、头晕、背部酸沉及上肢麻木等症状。严重者可出现转头困难、颈部僵硬、起床困难。

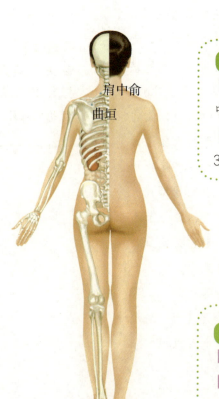

肩中俞
曲垣

按压肩中俞
【定位】第7颈椎棘突下，后正中线旁开2寸。
【按摩】用中指指端按压肩中俞30～50次。

按压曲垣
【定位】肩胛冈内侧端上缘凹陷中。
【按摩】用中指指端按压曲垣30～50次。

按压丘墟

【定位】外踝的前下方，当趾长伸肌腱的外侧凹陷处。

【按摩】用中指指端按压丘墟30～50次。

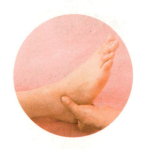

按压肩外俞

【定位】第1胸椎棘突下，旁开3寸。

【按摩】用中指指端按压肩外俞30～50次。

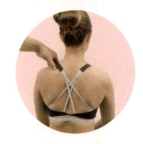

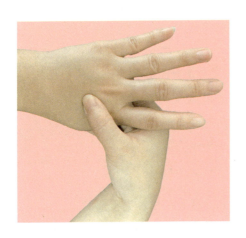

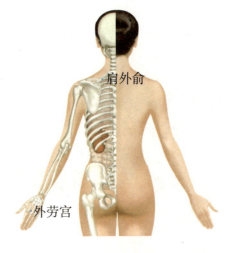

按揉外劳宫

【定位】手背第2、第3掌骨间，掌指关节后0.5寸（指寸）凹陷中。

【按摩】用拇指指腹按揉外劳宫30～50次。

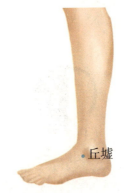

颈椎病

颈椎病的相关症状中，颈、肩、臂痛等多包括在中医的痹证中，多是由于外伤或气血虚衰、感受风寒湿邪所致，而头昏、目眩、耳鸣等则多与痰浊、肝风、虚损密切相关。按摩相关穴位可疏通经络，有效缓解颈部疼痛，防止颈椎病变。

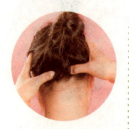

按揉天柱

【定位】颈后部，横平第2颈椎棘突上际，斜方肌外缘凹陷中。

【按摩】用双手拇指指腹同时按揉两侧天柱3分钟，以局部出现酸胀感为佳。

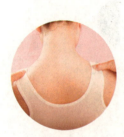

按揉肩井

【定位】第7颈椎棘突与肩峰最外侧点连线的中点。

【按摩】用双手拇指指腹同时按揉两侧肩井3～5分钟，以局部出现酸胀感为宜。

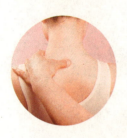

按揉大椎

【定位】后正中线上，第7颈椎棘突下凹陷中。

【按摩】用拇指按顺时针方向按揉大椎约2分钟，然后按逆时针方向按揉约2分钟，以局部出现酸胀感为佳。

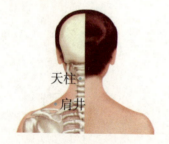

天柱
肩井

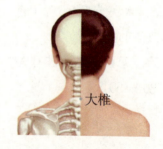

大椎

肩关节周围炎

肩关节周围炎简称肩周炎，俗称"五十肩""漏肩风""冰冻肩"等，是中老年人常见疾病，属于中医"痹证"范畴。临床表现以肩部疼痛、肩关节活动障碍为主。中医认为，肩周炎因年老体弱、气血不足、筋失所养、风寒湿邪侵入机体致肩部筋脉气血阻滞而成。按摩以下穴位，有通经活络、清热止痛的作用，可改善肩周炎引起的肩胛疼痛、手臂不举、上肢麻木等症状。

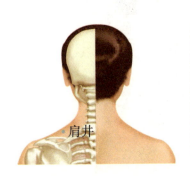

按揉肩井

【定位】第7颈椎棘突与肩峰最外侧点连线的中点。

【按摩】用拇指指腹按揉肩井3～5分钟，以局部有酸胀感为宜。

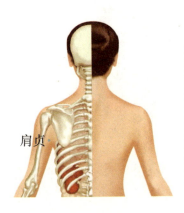

按揉肩贞

【定位】肩关节后下方，腋后纹头直上1寸。

【按摩】用拇指按压肩贞大约1分钟，然后按揉约2分钟，以局部有酸胀感为宜。

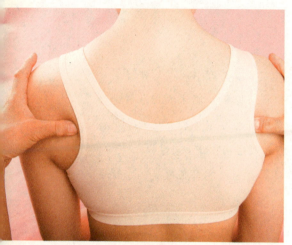

按揉天宗

【定位】在肩胛部,当冈下窝中央凹陷处,与第4胸椎相平。

【按摩】用拇指指腹按顺时针方向按揉天宗约1分钟,然后按逆时针方向按揉约1分钟,以局部有酸胀感为宜。

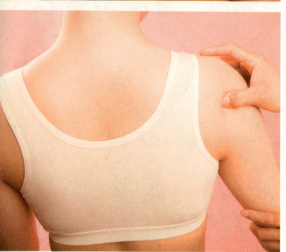

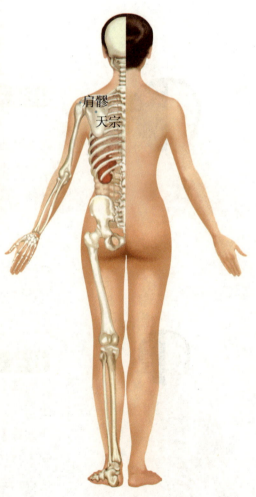

按揉肩髎

【定位】肩关节外展时于肩峰后下方呈现的凹陷处。

【按摩】用拇指指腹按顺时针方向按揉肩髎约2分钟,然后按逆时针方向按揉约2分钟,以局部有酸胀感为宜。

腰肌劳损

腰肌劳损，又称腰臀肌筋膜炎或功能性腰痛，是指腰骶部肌肉、筋膜以及韧带等软组织的慢性损伤，导致局部无菌性炎症，从而引起腰臀部一侧或两侧的弥漫性疼痛，属于中医"腰痛"范畴。按摩以下穴位，有舒筋活络、强腰利膝的作用，可改善腰酸背痛、腰膝酸软等症状。

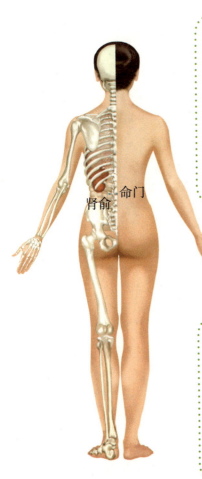

按揉肾俞

【定位】第2腰椎棘突下，后正中线旁开1.5寸。

【按摩】用拇指按压肾俞1分钟，然后按顺时针方向按揉约1分钟，再按逆时针方向按揉约1分钟，以局部出现酸胀感为佳。

按揉命门

【定位】当后正中线上，第2腰椎棘突下凹陷处。

【按摩】用拇指按顺时针方向按揉命门约2分钟，然后按逆时针方向按揉约2分钟，以局部出现酸胀感为佳。

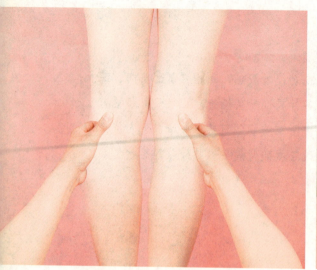
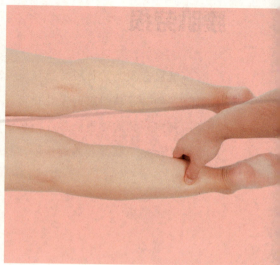

按揉委中

【定位】膝关节后面，屈膝时腘窝横纹的中点处。

【按摩】用拇指按揉委中3～5分钟，力度适中，手法连贯，以有胀痛感为宜。

压揉跗阳

【定位】外踝后，昆仑直上3寸。

【按摩】用拇指指腹用力压揉跗阳3～5分钟，以有胀痛感为宜。

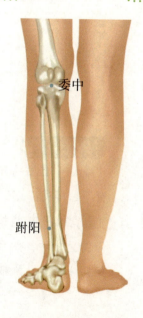

委中

跗阳

膝关节炎

膝关节炎属于中医"痹证""骨痹""膝痹"范畴，主要因年老体虚，加外邪侵袭而发病。中医认为当人近50岁时，肝肾气血衰少，而肝主筋，肾主骨，与筋骨的关系非常密切，肝血不能养筋、肾精不能充骨，加以正气虚弱，不能抵抗风、寒、湿等外邪，风、寒、湿三气夹杂乘虚而入，导致发病。按摩以下穴位，有通经活络、消肿止痛的作用，可缓解膝痛、下肢麻痹等症状。

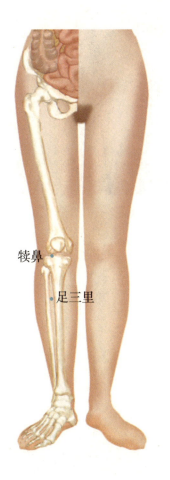

犊鼻

足三里

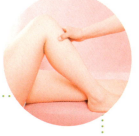

揉捏犊鼻

【定位】髌骨与髌韧带外侧凹陷中。

【按摩】用拇指、食指和中指揉捏犊鼻5分钟，力度适中，以有酸胀感为宜。

按揉足三里

【定位】犊鼻下3寸，胫骨前嵴外1横指处，犊鼻与解溪连线上。

【按摩】用拇指指腹按揉足三里5分钟，以有酸胀感为宜。

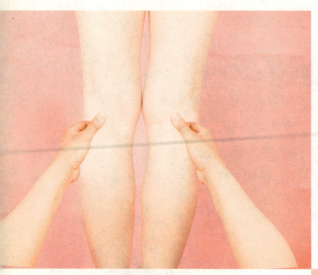

按揉委中

【定位】膝关节后面,屈膝时腘窝横纹的中点处。

【按摩】用拇指按揉委中5分钟,力度适中,以有胀痛感为宜。

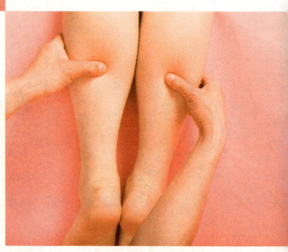

点按承山

【定位】小腿后侧,当小腿伸直时腓肠肌两肌腹与肌腱交角处(三角形凹陷处)。

【按摩】用双手拇指指端点按两侧承山,力度以稍感酸痛为宜,一压一松为1次,连做10~20次。

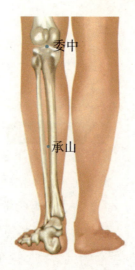

足跟痛

足跟痛又称脚跟痛，指足跟一侧或两侧疼痛，不红不肿，行走不便。中医认为，足跟痛多由肝肾阴虚、痰湿、血热等因所致。肝主筋，肾主骨，肝肾亏虚，筋骨失养，复感风、寒、湿邪或慢性劳损便会导致经络瘀滞，气血运行受阻，使筋骨肌肉失养而发病。按摩以下穴位，有舒筋活络、强健腰膝的作用，长期坚持可缓解足跟痛。

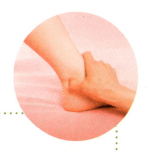

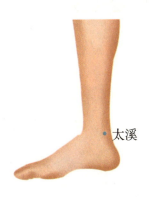

按揉太溪

【定位】内踝尖与跟腱之间的凹陷处。

【按摩】用拇指指腹按揉太溪3~5分钟，力度由轻渐重。

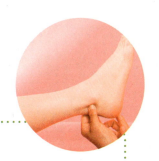

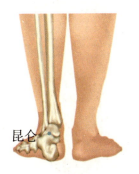

按揉昆仑

【定位】外踝尖与跟腱之间的凹陷处。

【按摩】用拇指指腹按揉昆仑3~5分钟，以局部酸痛为度。

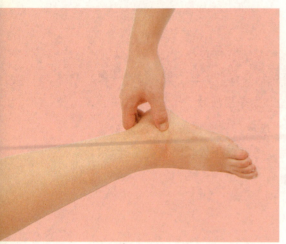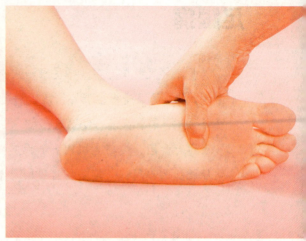

按揉申脉

【定位】足外踝下缘与跟骨之间凹陷处。

【按摩】用拇指指腹按揉申脉3～5分钟，以局部感到酸胀为度。

按压涌泉

【定位】足底前部凹陷处，第2、3趾趾缝纹头端与足跟连线的前1/3处。

【按摩】用拇指指腹按压涌泉100次，以局部感到酸胀为宜。

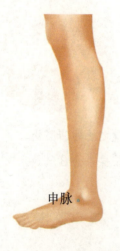

申脉

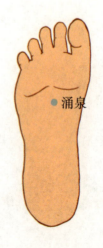

涌泉